Venu Babu Devalla

Gravura ácida

Venu Babu Devalla

Gravura ácida

ScienciaScripts

Imprint
Any brand names and product names mentioned in this book are subject to trademark, brand or patent protection and are trademarks or registered trademarks of their respective holders. The use of brand names, product names, common names, trade names, product descriptions etc. even without a particular marking in this work is in no way to be construed to mean that such names may be regarded as unrestricted in respect of trademark and brand protection legislation and could thus be used by anyone.

Cover image: www.ingimage.com

This book is a translation from the original published under ISBN 978-620-8-00966-3.

Publisher:
Sciencia Scripts
is a trademark of
Dodo Books Indian Ocean Ltd. and OmniScriptum S.R.L publishing group

120 High Road, East Finchley, London, N2 9ED, United Kingdom
Str. Armeneasca 28/1, office 1, Chisinau MD-2012, Republic of Moldova, Europe
Printed at: see last page
ISBN: 978-620-8-04459-6

Índice

INTRODUÇÃO 2

HISTÓRIA 5

ENAMEL 13

DENTIN.. 34

GRAVURA ÁCIDA SOBRE ESMALTE 61

CONDICIONAMENTO ÁCIDO DA DENTINA 83

BIOCOMPATIBILIDADE 116

VÁRIOS ACONDICIONADORES DE ÁCIDOS 125

PRIMÁRIO AUTOCONDICIONANTE 136

EFEITO DO CONDICIONAMENTO ÁCIDO NOS DENTES DECÍDUOS
.... 139

APLICAÇÕES DOS ACONDICIONADORES DE ÁCIDOS 141

DESVANTAGENS DOS ACONDICIONADORES DE ÁCIDOS.............. 143

FACTORES TOMADOS EM CONSIDERAÇÃO 144

CONDICIONADORES ÁCIDOS PARA CIMENTOS DE IONÓMERO DE
VIDRO.. 145

BIBLIOGRAFIA 147

INTRODUÇÃO

A possibilidade de colar materiais de restauração aos tecidos dentários duros intrigou os profissionais de medicina dentária durante muitos anos. O desenvolvimento e a utilização regular de materiais adesivos começou a revolucionar muitos aspectos da medicina dentária restauradora e preventiva.

As atitudes em relação à preparação da cavidade estão a mudar, uma vez que, com os materiais adesivos, já não é necessário fazer grandes cortes inferiores para reter a obturação. Estas técnicas são, portanto, responsáveis pela conservação de grandes quantidades de estrutura dentária sã, que de outra forma seria vítima da broca dentária.

Buonocore (1955) foi o primeiro a relatar os efeitos positivos da aplicação de ácido fosfórico a 85% no esmalte para a retenção de restaurações de resina acrílica. Gwinnett, Matsui e Buonocore (1969), exploraram ainda mais o efeito das soluções ácidas e estas passaram a ser aceites como parte integrante de qualquer técnica de restauração direta com cor dos dentes.

A adesão de materiais de restauração aos tecidos dentários duros seria impossível sem a utilização de soluções ácidas. É o efeito destas várias soluções ácidas e pré-tratamentos que faz com que os tecidos dentários duros sejam caracterizados por numerosas porosidades microscópicas, o que permite que a resina molhe facilmente a superfície e penetre nestas microporosidades. Uma vez que a resina penetra nestas micro porosidades, pode ser polimerizada para formar uma ligação mecânica aos tecidos dentários duros.

O sucesso do condicionamento ácido do esmalte levou Buonocore et al (1956) a tentar condicionar a dentina com ácido usando HCL a 7% durante um minuto. Ao contrário do esmalte, quando a dentina é condicionada, a superfície torna-se pobre em minerais, rica em proteínas e tende a ficar mais húmida (Brannstrom e Norden Vall 1977). Infelizmente, o sucesso com a dentina nunca foi alcançado, porque os materiais de resina relativamente curados que estavam disponíveis na altura não molhavam muito bem a dentina. Buonocore, no entanto, estava muito consciente dos requisitos para uma boa adesão.

O termo condicionador ou condicionante é usado para descrever os agentes que são lavados da dentina. A palavra "condicionador" tem sido, até recentemente, tabu na medicina dentária ocidental, para descrever a ação de vários materiais ácidos na dentina. O condicionamento da dentina pode ser definido como *"qualquer alteração da dentina efectuada após a criação de resíduos de corte da dentina, denominada camada de esfregaço"* (Eick et al 1970). Um dos objectivos do condicionamento ácido da dentina é criar uma superfície capaz de se ligar micro-mecanicamente a um agente de ligação à dentina. Vários ácidos foram pesquisados como agentes condicionadores da dentina. Estes incluem o ácido clorídrico, oxálico e pirúvico, para além dos ácidos mais conhecidos, como o ácido fosfórico, maleico, cítrico e nítrico. Fusayama et al (1979) foram os primeiros a relatar a utilização bem sucedida do ácido fosfórico para remover a camada de smear layer, condicionar a dentina e restaurar com resina composta adesiva.

O condicionamento ácido da dentina é utilizado por muitos sistemas de ligação para remover a camada de smear layer e permitir a ligação direta à matriz dentinária. Apesar de os primeiros estudos em animais indicarem que o condicionamento ácido causava reacções pulpares moderadas a graves, existe uma grande probabilidade de a irritação pulpar se dever a uma micro fuga de bactérias e dos seus produtos. Uma vez que estas reacções não são observadas após o condicionamento ácido dos sistemas de ligação à dentina.

É evidente que se pode efetuar o condicionamento ácido da dentina se, e só se, se puder selar a dentina com sistemas adesivos colocados posteriormente. Uma vez que o condicionamento ácido aumenta a permeabilidade e a humidade da dentina, a adesão bem sucedida de resinas adesivas à dentina condicionada com ácido requer a utilização de resinas hidrofílicas que se liguem igualmente bem à dentina peri tubular e inter tubular. A tendência parece ser no sentido de diminuir tanto a concentração de ácidos como o tempo de condicionamento da dentina. Embora todos os sistemas de adesão devam ser cuidadosamente analisados antes de serem comercializados, o futuro parece muito promissor para a utilização de resinas adesivas tanto no esmalte como na dentina, através da utilização eficaz da técnica de condicionamento ácido.

HISTÓRIA

Há nomes no léxico da adesão dentária que aqueles de nós que estão no terreno devem sempre lembrar-se de reconhecer, porque foi sobre os seus ombros que nos apoiámos quando nos debatemos com os nossos próprios problemas de investigação.

O Dr. Michael Buonocore foi certamente um dos pioneiros mais conhecidos na ligação adesiva de resinas aos dentes. Descobriu que a gravação ligeira do esmalte criava uma superfície microporosa na qual as resinas líquidas de preenchimento direto podiam fluir, polimerizar e criar uma ligação micro mecânica.

Deste modo, alcançou o seu objetivo principal de colagem, um meio conservador de selar fossas e fissuras de desenvolvimento. Um dos contemporâneos do Dr. Buonocore, o Dr. George Newman, desenvolveu métodos semelhantes para colar brackets ortodônticos diretamente ao esmalte dos dentes.

Outra vantagem distinta da técnica eficaz de condicionamento ácido e da sua resultante ligação adesiva à dentina é a prevenção da remoção de dentina saudável para retenção mecânica de restaurações de compósito, um processo que é doloroso sem anestésicos.

O mecanismo de união do esmalte é bem compreendido e envolve uma união micro-mecânica entre o esmalte e a resina, que ocupa microporos teciduais aumentados pela ação de um agente condicionador ácido. No entanto, o condicionamento ácido do complexo dentina-polpa e a sua consequente adesão sofreram uma série de alterações ao longo dos últimos trinta anos e tanto os valores de resistência de ligação como a biocompatibilidade com o órgão dentinário da polpa melhoraram tremendamente.

Brannstrom et al (1984) sugeriram que, em várias ocasiões, eles inadvertidamente condicionaram com ácido dentes com pequenas exposições pulpares na base de cavidades profundas. Estas não eram frequentemente descobertas até ao exame histopatológico subsequente dos dentes extraídos. A menos que houvesse uma infeção concomitante, não havia nenhum dano particular ou inflamação da polpa. No entanto, eles notaram que quando as restaurações vazavam e as bactérias colonizavam a superfície da cavidade, os dentes que tinham sido condicionados exibiam respostas pulpares mais severas do que aqueles que não tinham sido condicionados.

Foram efectuadas muitas tentativas para sintetizar diferentes agentes de acoplamento para superfícies dentárias. Um dos primeiros compostos testados com sucesso foi o NPG-GMA, o produto da reação de N-fenil-glicina e metacrilato de glicidilo (Bowen 1965). A utilização deste comonómero de superfície ativa melhorou a ligação resistente à água entre as resinas e o esmalte e a dentina a um nível estatisticamente mas não clinicamente significativo (Bowen 1965).

A remoção da camada de smeared estruturalmente fraca, da película ou de outras camadas superficiais da superfície do dente através da utilização de agentes ácidos (Fusayama & outros, 1979, Fusayama 1980) ou quelantes pode reduzir a disponibilidade de iões de cálcio nas superfícies da dentina para interação com um co-monómero quelante de superfície ativa como o NPG-GMA ou outro agente de acoplamento com, preferencialmente, grupos ligantes de ligação múltipla. Para complementar os locais de iões de cálcio para uma melhor ligação, foram avaliados alguns catiões metálicos adequados para utilização nas superfícies dentárias. As experiências indicaram que o agente mais eficaz poderia ser o oxalato férrico, principalmente devido à elevada tendência do ião ferro para se ligar fortemente ao dente e ao esmalte e às suas elevadas constantes de estabilidade de quelato com moléculas que têm grupos ligados semelhantes aos do NPG-GMA (Bowen 1978).

Além disso, o oxalato formaria um precipitado insolúvel com iões de cálcio, que, juntamente com o fosfato férrico insolúvel, selaria os túbulos dentários para proporcionar proteção pulpar e dessensibilização.

Nakabayashi (1982) introduziu o conceito de hibridização. A técnica consiste na aplicação de um ácido, com uma concentração de 10% a 30%, na superfície da dentina. Em 15 minutos, o ácido dissolve seletivamente o componente inorgânico da dentina até uma profundidade de 5 a 10 microns. Em seguida, flui para o túbulo dentinário até 100 microns, altura em que se difunde lateralmente para a dentina peritubular até 10 microns. Como no caso anterior, o componente de cálcio é eliminado seletivamente. Em seguida, estes espaços são substituídos por um componente de resina insolúvel que encapsula completamente todas as fibras colagénicas expostas.

Descobriu-se então que a utilização adicional de um monómero relativamente hidrofílico contendo dois grupos carboxilo livres, para além de dois grupos polimerizáveis em cada molécula, melhorava drasticamente a resistência das ligações para níveis de importância clínica (Bowen e outros, 1982). Este monómero foi designado por "PMDM" (os produtos da reação do dianidrido piromelítico e do hidroxietilmetacrilato). Verificou-se uma interação sinérgica entre o NPG-GMA e o PMDM (Bowen e outros, 1984).

O sistema adesivo original desenvolvido consistia numa aplicação sequencial de oxalato férrico ácido aquoso, seguido de uma solução de acetona de NPG-GMA ou NTG-GMA (o produto da reação de N- ptoliglicina e metacrilato de glicidilo) e, em seguida, uma solução de acetona de PMDM. Este sistema só foi eficaz se colocado na ordem sequencial descrita, utilizando os três componentes. A solução ácida de oxalato férrico estava a remover a camada de smear layer original, a camada de superfície perturbada causada pela abrasão mecânica na preparação de um local de restauração (Bowen e outros, 1984), e a depositar uma camada de produto de precipitação que estava a obstruir os lúmens dos túbulos dentinários. Esta última função reduziu significativamente a sensibilidade dentária ao procedimento subsequente. O NTG-GMA foi necessário para induzir a polimerização do PMM, mas o mecanismo exato desta iniciação radial livre ainda não é claro.

Durante a experimentação subsequente, descobriu-se que as capacidades de remoção de manchas do oxalato férrico se deviam principalmente à presença de pequenas quantidades de ácido nítrico remanescentes da síntese do oxalato (Cobb e outros, 1989). Foram feitas adições controladas de ácido nítrico à solução aquosa de oxalato para determinar a concentração óptima de ácido para esta solução (Blosser e Bowen, 1988). Um pequeno aumento na concentração de ácido nítrico para cerca de 2,5% de HNO3 em peso também melhorou o condicionamento simultâneo do esmalte instrumentado.

No entanto, foi descoberto um efeito secundário adverso da aplicação da solução de oxalato férrico: o aparecimento ocasional de uma coloração preta na interface adesiva nos primeiros ensaios em animais (Stanley, Bowen e Cobb, 1988). Este facto pôde ser reproduzido em laboratório através da aplicação de uma solução de sulfureto de sódio na dentina tratada com oxalato férrico. A causa desta coloração in vivo é provavelmente (embora não tenha sido provada) a redução de iões férricos a ferrosos por microrganismos anaeróbios formadores de sulfureto, resultando na formação de pigmentos negros de sulfureto ferroso.

Para eliminar este problema, foi substituído por oxalato de alumínio ácido, que não produziu qualquer coloração na dentina. Foi então aplicada uma solução aquosa de oxalato de alumínio e ácido nítrico, e não ocorreram problemas de coloração em rastos de animais (Blosser e outros 1989).

Havia algumas provas in vitro de que o oxalato de alumínio não produzia tantos produtos de reação que obstruíam os túbulos dentinários, como o oxalato férrico. Eventualmente, a primeira transferência bem sucedida da tecnologia de adesão desenvolvida pelos cientistas do Centro de Investigação Paffenbarger da ADA Health Foundation envolveu o desenvolvimento de um produto que incorporava oxalato de alumínio numa solução condicionadora.

Na continuação da investigação, verificou-se que o oxalato de alumínio podia ser totalmente eliminado do sistema experimental sem perda de aderência, se fosse mantida a solução de ácido nítrico diluído. Nenhum dos outros ácidos avaliados, numa vasta gama de concentrações, foi tão bom ou melhor do que o ácido nítrico diluído (que deve ser distinguido do ácido nítrico concentrado, um forte agente oxidante). Descobriu-se então, surpreendentemente, que o NPG (N-fenil-glicina) podia ser substituído por NPG-GMA ou NTG-GMA. O sistema experimental foi então reduzido aos três componentes de

- ◆ Ácido nítrico diluído
- ◆ Solução de acetona NPG
- ◆ Solução de acetona PMDM

Os três componentes continuavam a ter de ser aplicados individualmente em sequência para a adesão do adesivo, pelo que foram concentrados esforços em formas de simplificar a aplicação. Suspeitou-se então e verificou-se que o NPG seria solúvel na solução aquosa diluída de ácido nítrico. Este facto permitiu uma simplificação do procedimento para a aplicação de duas soluções.

- ◆ Uma solução ácida de NPG
- ◆ Solução de acetona PMDM

No entanto, a preparação e o armazenamento da primeira solução foram difíceis devido à reatividade da molécula de NPG ao oxigénio atmosférico. Os tempos de armazenamento eram muito curtos se a solução ácida de NPG fosse exposta ao ar. Se a solução fosse utilizada pouco tempo depois da mistura, a adesão era efectiva. Foram então desenvolvidos métodos para preparar a solução sob uma atmosfera inerte e protegê-la da exposição subsequente ao oxigénio. Estas soluções protegidas eram estáveis em condições normais de armazenamento. Alguns produtos comerciais são atualmente baseados neste sistema de duas soluções. As experiências actuais com o sistema centram-se na otimização dos componentes individuais. As concentrações de ácido nítrico continuarão a ser aperfeiçoadas para obter um tratamento ótimo tanto da dentina como do esmalte.

Estão a ser sintetizados diferentes análogos das moléculas de NPG para melhorar a eficácia, o armazenamento, a estabilidade e a facilidade de síntese (Johnson, Asmussen e Bowen 1989). A PMDM está a ser investigada para isolar agentes de ligação mais eficazes entre as superfícies dentárias e as resinas de restauração sobrepostas. Muitos anos de experiência no condicionamento do esmalte com ácido fosfórico mostraram que a ligação por este método é a mais fiável clinicamente. No entanto, é de salientar que a utilização de agentes de ligação à dentina quimicamente funcionais e mais hidrofílicos aumenta significativamente a resistência de ligação ao esmalte condicionado com ácido, pelo menos em testes laboratoriais.

Vários sistemas de ligação já disponíveis para os profissionais são benéficos para uma maior versatilidade no sentido de melhorar o desempenho dos materiais de restauração. E, dada a elevada resistência à tração da dentina (Bowen e Rodriguez 1962), o progresso feito na última década e a necessidade atualmente reconhecida de colagem da dentina e do esmalte, é razoável esperar que, antes do final desta década, os esforços de investigação intensivos e extensivos consigam fornecer aos clínicos materiais e métodos completamente satisfatórios para a medicina dentária preventiva e restauradora, através da colagem à dentina e ao esmalte, através da utilização fiável de tratamentos ácidos no esmalte e na dentina.

ENAMEL

O esmalte é o tecido mais altamente calcificado e mais duro do corpo. O esmalte contém 96% de porção inorgânica e 4% de porção orgânica. Ao contrário da dentina, do cemento e do osso, são células de origem ectodérmica. No dente humano, o esmalte forma normalmente uma camada de cobertura para toda a coroa, mas varia consideravelmente em espessura em diferentes partes da coroa (FIG.1).

O esmalte é um material compósito constituído por duas fases:
    1: Mineral.
    2: Orgânico.

A fase mineral, um fosfato de cálcio apatite, é o componente principal e é responsável pela dureza do tecido. As propriedades da fase mineral são drasticamente moduladas, uma vez que esta se encontra dividida em cristais microscópicos ou fibras. Os cristais são cimentados pela fase orgânica, que é uma matriz de polímero proteico. O composto resiste muito melhor à fratura frágil do que a apatite cristalina isolada.

Formação do esmalte

Os cristais longos e finos, semelhantes a um torno, que compõem o esmalte estão orientados de forma aproximadamente perpendicular à sua superfície. Estes cristais crescem num gel de matriz proteica, que desaparece em grande parte à medida que os cristais crescem no seu interior. Eventualmente, a matriz proteica assume a forma de camadas extremamente finas, que colam e separam os cristais de esmalte. A orientação básica dos cristais de esmalte é perpendicular à superfície do dente.

Esta orientação resulta da sua tendência para crescerem perpendicularmente à superfície em que se desenvolvem. A superfície de desenvolvimento não é simplesmente plana, mas é perfurada pelos pólos secretores dos ameloblastos. Uma boa imagem tridimensional da estrutura submicroscópica do esmalte pode ser obtida através da visualização de cristais perpendiculares a esta superfície de forma peculiar.

No entanto, é provavelmente mais importante e de maior interesse compreender as descontinuidades na estrutura do esmalte, que se desenvolvem nas concavidades acentuadas dos limites, ou pisos e paredes, destas fossas. É a disposição dos cristais na superfície em desenvolvimento que causa as descontinuidades na orientação dos cristais, que conhecemos como limites ou junções de prismas.

Estes locais adquirem uma matriz orgânica mais concentrada durante a maturação e, no tecido adulto, distinguem-se pelo nome de "bainhas de prisma".

Composição do esmalte

O esmalte é constituído principalmente por material inorgânico (96%) e apenas uma pequena quantidade de substância orgânica e água (4%). O material inorgânico é a apatite. A natureza dos constituintes orgânicos do esmalte é incompletamente compreendida. Nas reacções de desenvolvimento e coloração histológica, a matriz do esmalte assemelha-se à epiderme queratinizante. Métodos mais específicos revelaram grupos sulfidrilo e outras reacções sugestivas de queratina. (FIG. 2)

No entanto, a análise química da matriz do esmalte maduro indica que a composição de aminoácidos não está intimamente relacionada com a queratina e é distintamente diferente do colagénio. As proteínas podem ser isoladas em várias fracções diferentes; geralmente contêm percentagens elevadas de serina, ácido glutâmico e glicina.

Estudos de difração de raios Roentgen revelam que a estrutura molecular é típica do grupo de proteínas chamadas proteínas beta cruzadas. Além disso, reacções histoquímicas sugeriram que as células formadoras do esmalte dos dentes em desenvolvimento também contêm um complexo polissacárido-proteína e que um mucopolissacárido ácido entra no próprio esmalte na altura em que a calcificação se torna uma caraterística proeminente.

Estudos de traçadores indicaram que o esmalte dos dentes erupcionados de macacos rhesus pode transmitir e trocar isótopos radioactivos provenientes da saliva e da polpa. Ainda é necessária uma investigação considerável para determinar as caraterísticas fisiológicas normais e as alterações de idade que ocorrem no esmalte.

Brudevold et al (1960) referiram que os componentes inorgânicos do esmalte são principalmente a apatite nos seus iões hidroxi, fluoreto ou carbonato.

Ocorrem pequenas variações na composição em que o alumínio, o bário, o magnésio, o estrôncio, o rádio e o vanádio, entre outros, podem ser encontrados na rede.

Estruturas do esmalte

Prisma ou vareta de esmalte

O prisma ou bastão é a unidade estrutural fundamental do esmalte, cada prisma estende-se desde o seu local de origem na JDE até aos cristais de hidroxiapatite da superfície externa do esmalte (FIG. 3). Todo o esmalte, com poucas excepções (por exemplo: esmalte muito fino), é constituído por superconjuntos destas estruturas, combinados com quantidades variáveis de material interprismático. As alterações na orientação dos cristais, relativamente uns aos outros, marcam os limites dos prismas. No esmalte humano, o limite do corpo do prisma é incompleto cervicalmente. Aqui o prisma é contínuo com uma "cauda" em forma de cunha, que estudos comparativos (BOYDE 1965) mostram ser esmalte interprismático. A forma combinada do corpo do prisma e da cauda é a de um buraco de fechadura (FIG. 4 e 5).

O corpo do prisma tem aproximadamente 5 micrómetros de largura e o prisma mais o buraco da fechadura da cauda têm aproximadamente 9 micrómetros de comprimento (FIG. 6). Os cristais de apatite estão mais compactados nos corpos dos prismas, que ocupam 60-65% v/v do esmalte (Shellis 1984) quando considerados (FIG. 7).

A configuração dos cristais de esmalte está relacionada com

a organização do ameloblasto e com os seus processos de tomo. A superfície de formação do esmalte é constituída por fossas, cada uma delas definida por uma parede constituída por esmalte interprismático recém-formado. Durante a secreção ativa, cada uma destas cavidades com paredes é ocupada por um processo de tomo. As paredes interprismáticas são formadas um pouco antes do esmalte prismático, que constitui o fundo das cavidades e é formado por locais de secreção nas periferias dos ameloblastos.

O limite presuntivo do prisma é definido pela posição da junção entre a parede da fossa e o pavimento. No esmalte humano, a fossa está na sua parte mais profunda oclusalmente, e sobe para se tornar confluente com a parede cervicalmente, eliminando assim o limite nesta região. Cada parede (região interprismática) é formada como um esforço cooperativo de ameloblastos secretores adjacentes. Com base nos conhecimentos actuais sobre a formação do esmalte, é evidente que cada ameloblasto é responsável pela formação de um prisma no seu local de secreção central e de uma porção da região interprismática circundante nos seus locais periféricos cooperativos. O esmalte interprismático contém mais proteínas do esmalte do que os corpos prismáticos, porque os cristais se encontram em ângulos diferentes e, portanto, não podem ser compactados tão firmemente juntos.

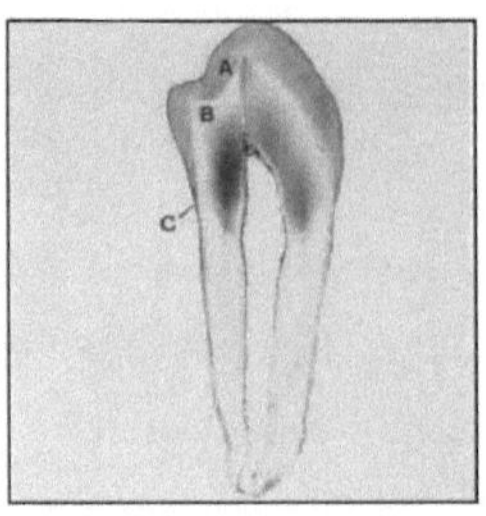

Fig 1. Distribution of enamel (A. Dental enamel covering anatomical crown, B. Dentinoenamel junction, C. Cemento enamel junction)

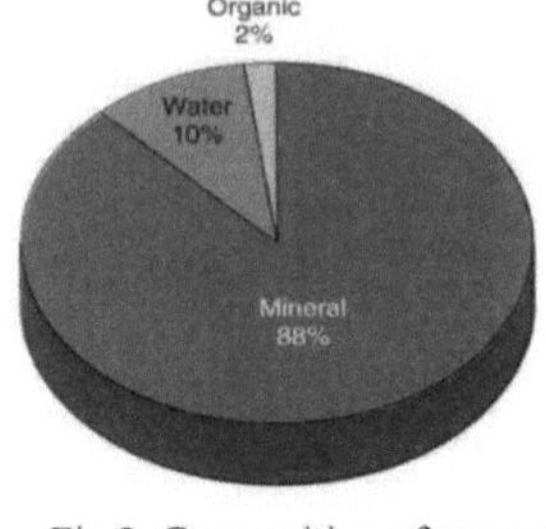

Fig 2. Composition of enamel by volume percentage

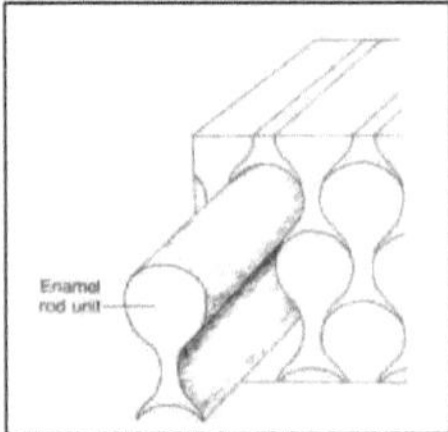

Fig 3. Individual enamel rods inter digitizing with neighboring rods

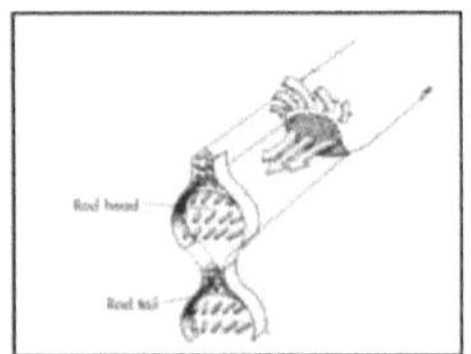

Fig 4. Orientation of crystals in forming rod head & tail

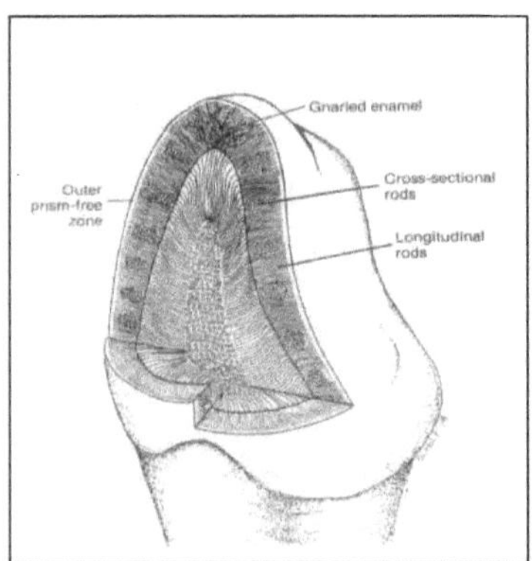

Fig 5. Orientation of enamel rods

A disposição consistente do esmalte interprismático, com o seu maior teor de proteínas, explica o aspeto de escama de peixe observado nas secções trituradas.

Devido à sua organização ultra-estrutural, o esmalte, apesar da sua dureza e densidade, tem uma porosidade apreciável. Os poros afectam as propriedades mecânicas e ópticas do esmalte; a formação de lesões cariosas é fortemente influenciada pelas vias de difusão e pelos efeitos electroquímicos decorrentes da carga na parede dos poros.

As junções ou fronteiras do prisma, que são os locais onde os cristais da região da cauda de um prisma se encontram com os do corpo de outro, são locais onde há uma mudança abrupta na orientação do cristal. Consequentemente, as junções de prismas têm poros alargados, preenchidos com matriz e, portanto, maior porosidade. (Hamilton et al 1973).

No esmalte humano, as junções prismáticas incompletas formam poros laminares com secção transversal curva que vão desde a junção dentino-esmalte até à superfície exterior. No esmalte exterior, as junções prismáticas tendem a separar-se, existindo assim como canais independentes, enquanto que as do esmalte interior (especialmente nos molares) se interligam para formar uma rede tridimensional de esporos laminares (Boyde 1989, Shellis 1996).

O mineral do esmalte é composto por cristais relativamente pequenos, cuja disposição resulta em poros internos que são pequenos e variáveis em termos de forma, orientação e distribuição.

A desmineralização com placa de cromo tem sido usada para fornecer informações ultra-estruturais sobre a distribuição da matriz (Sundstrom e Zelander 1968) usaram esta técnica e relataram cristais individuais com um revestimento de matriz. A matriz é mais aparente na região da cauda do que na região do corpo.

O material nas junções prismáticas apresenta solubilidade elevada (Shellis 1996), o que pode ser devido à deposição do mineral com maior teor de magnésio e carbonato durante a amelogênese, levando à formação de sítios com apatita defeituosa e mais solúvel (Shellis 1996). O aumento da solubilidade nas junções do prisma, aliado à difusão mais rápida nessa região, explica o padrão de desmineralização observado nas lesões cariosas em progressão.

Nestes locais de lesão, a desmineralização ocorre preferencialmente através destas junções prismáticas e depois espalha-se lateralmente para as regiões interprismáticas. Embora os maiores poros do esmalte estejam associados às junções prismáticas, apenas contribuem de forma reduzida para a porosidade total, estando a maior parte associada aos corpos e caudas dos prismas. Aqui, os poros existem como espaços muito estreitos entre cristais muito compactados, mas alguns, embora pequenos, são alongados e semelhantes a túbulos e podem comunicar com os poros da junção prismática apenas através de poros intercristalinos estreitos.

As hastes do esmalte seguem um percurso ondulado e em espiral, produzindo uma disposição alternada para cada grupo ou camada de hastes, à medida que mudam de direção ao progredirem da dentina em direção à superfície do esmalte, onde terminam a poucos micrómetros da superfície do dente (FIG. 8). Inicialmente, seguem um trajeto curvo através de um terço do esmalte junto à junção dentina-esmalte. Depois disso, as hastes seguem normalmente um caminho mais direto através dos restantes dois terços do esmalte até à superfície do esmalte.

Boyde (1976) afirmou que a forma de buraco de fechadura dos prismas em secção transversal tende a impedir o deslizamento através dos limites do prisma sob cisalhamento lateral. A configuração de buraco de fechadura resulta da forma única da fossa típica produzida na superfície de desenvolvimento pelos ameloblastos.

Esmalte retorcido

Existem grupos de bastonetes de esmalte que se podem entrelaçar com grupos de bastonetes adjacentes e que seguem um trajeto curvo e irregular em direção à superfície do dente. Estes compreendem o esmalte nodoso, que ocorre perto das regiões cervicais e das áreas incisais e oclusais (FIG. 5). O esmalte nodoso não está sujeito a clivagem como o esmalte regular. Este tipo de formação de esmalte não cede facilmente à pressão de instrumentos de corte manual com lâmina na preparação do dente (FIG. 9)

Bandas Hunter Schreger

As alterações na direção dos prismas de esmalte que minimizam a clivagem na direção axial produzem uma aparência ótica denominada bandas de Hunter Schreger (FIG. 10 e 11). Estas bandas parecem ser compostas por zonas claras e escuras alternadas, de largura variável, com permeabilidade e conteúdo orgânico ligeiramente diferentes. Estas bandas são encontradas em diferentes áreas de cada classe de dentes. Como a orientação das hastes de esmalte varia em cada dente, as bandas de Hunter-Schreger também apresentam uma variação no número presente em cada dente. Na região anterior, elas estão localizadas próximas à superfície incisal. Elas aumentam em número e em áreas dos dentes, desde os caninos até os pré-molares; nos molares, as bandas ocorrem desde a região cervical até as pontas das cúspides. A orientação das cabeças e caudas das hastes de esmalte e o enrugamento das hastes de esmalte proporcionam força ao resistir, distribuir e dissipar as forças de impacto. No interior de metade a dois terços do esmalte, a curvatura dos prismas é responsável pela formação das BANDAS DE HUNTER-SCHREGER. Cada banda é constituída por 10-13 prismas, que em bandas alternadas são seccionados aproximadamente longitudinalmente ou aproximadamente transversalmente. No entanto, a transição entre bandas alternadas é gradual.

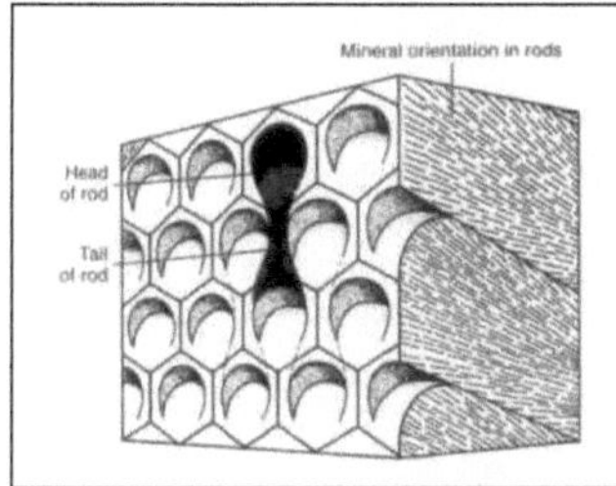

Fig 6. Key hole shaped enamel

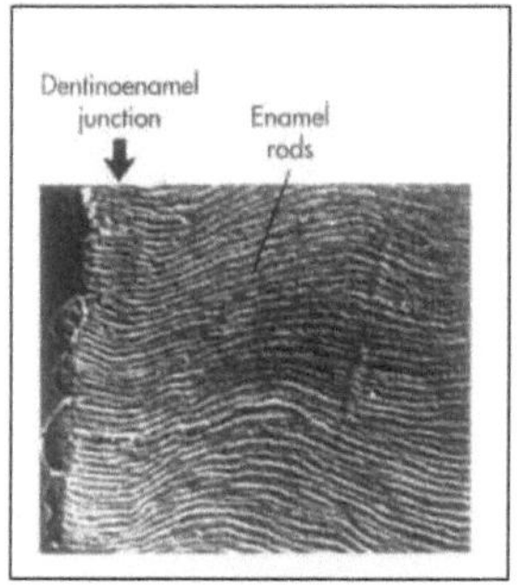

Fig 8. Enamel rods appear
wavy in section of enamel

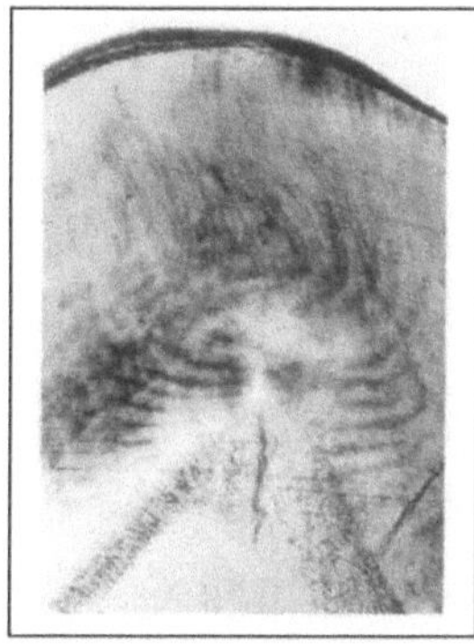

Fig 9. Gnarled

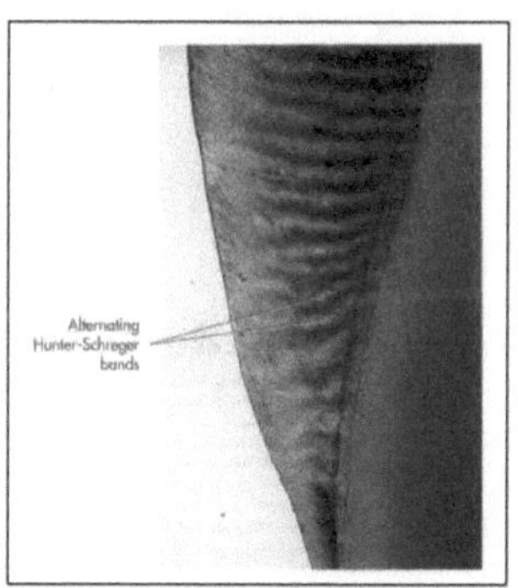

Fig 10. Photomicrograph of
enamel illustrating
phenomenon of light & dark

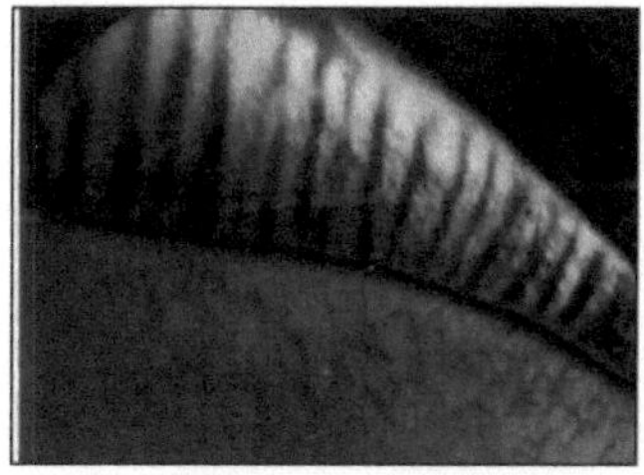

Fig 11. Hunter – Shregar Bands
when enamel is viewed under
polarized light

Tufos de esmalte

Os tufos de esmalte são estruturas hipo-mineralizadas de bastonetes de esmalte e substância inter-radicular que se projectam entre grupos adjacentes de bastonetes de esmalte a partir da junção dentina-esmalte (FIG. 12 e 13). Estas projecções surgem na dentina, estendem-se para o esmalte na direção do longo eixo da coroa e podem desempenhar um papel na disseminação da cárie dentária. Estas regiões são de elevada porosidade, uma vez que atravessam a estrutura prismática, na qual os cristais são pequenos e dispersos e as proteínas abundantes (Orams et al 1976).

Lamelas de esmalte

São falhas de folhas finas entre grupos de hastes de esmalte que se estendem da superfície do esmalte em direção à junção dentino-esmalte, por vezes estendendo-se até à dentina (FIG. 12). Contêm maioritariamente material orgânico, que é uma área fraca que predispõe o dente à entrada de bactérias e cáries dentárias (FIG. 14).

Fusos de esmalte

Os processos odontoblásticos atravessam por vezes a junção dentino-esmalte para o esmalte; estes são denominados fusos do esmalte quando as suas extremidades estão espessadas (FIG. 12). Podem servir como receptores de dor, explicando assim a sensibilidade do esmalte sentida por alguns doentes durante a preparação dos dentes (FIG. 15).

Linhas incrementais de esmalte - Estrias de Retzius

As barras de esmalte são formadas linearmente pela oposição sucessiva do esmalte em incrementos discretos (FIG. 16). As variações resultantes na estrutura e mineralização são designadas por Estrias Incrementais de Retzius e podem ser consideradas anéis de crescimento (FIG. 12).

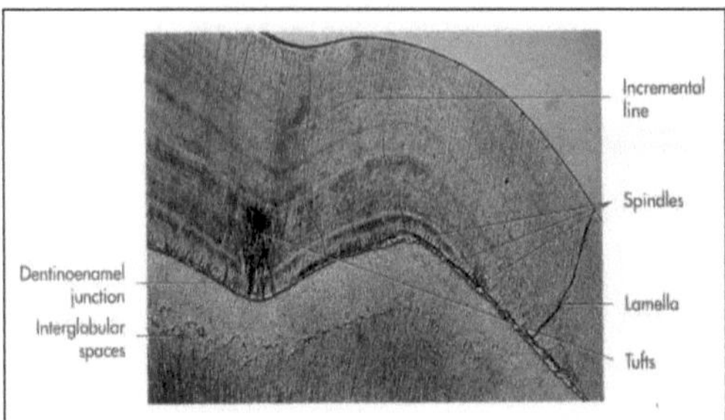

Fig 12. Photomicrograph exhibiting enamel tuft, enamel lamellae, enamel spindle, striae of retzius, Dentino enamel

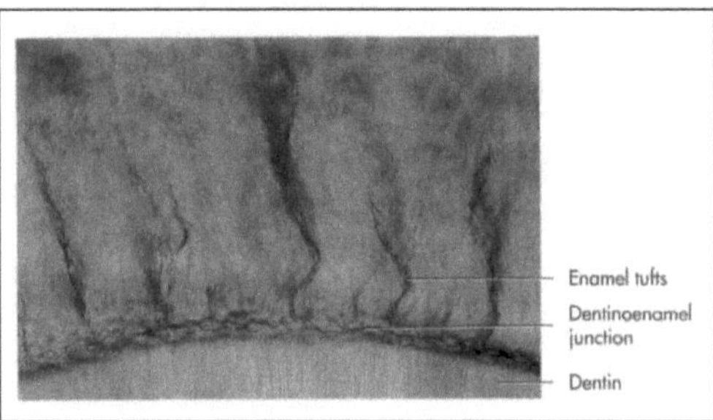

Fig 13. Transmitted light micrograph of DE junction showing enamel tufts

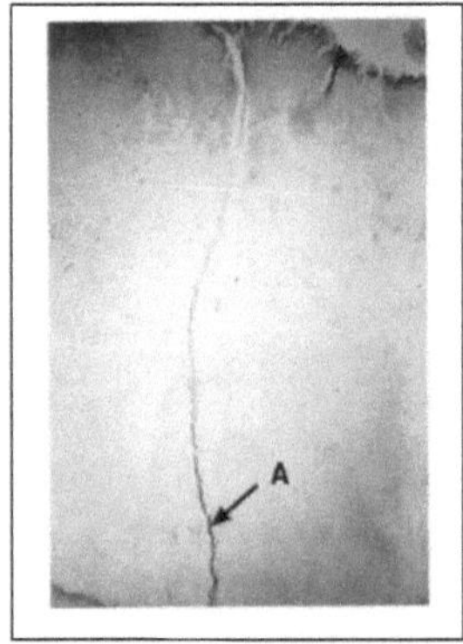

Fig 14. Enamel lamellae

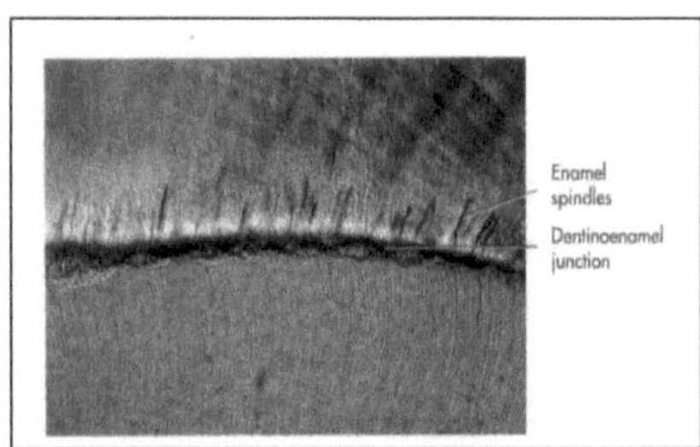

Fig 15. Enamel spindles

Em secções horizontais do dente, as estrias de Retzius aparecem como círculos concêntricos. Em secções verticais, as linhas atravessam as áreas cúspide e incisal num padrão de arco simétrico, descendo obliquamente para a região cervical e terminando na junção dentino-esmalte. Quando estes círculos estão incompletos na superfície do esmalte, forma-se uma série de sulcos alternados, denominados linhas de imbricação de Pickerill. As elevações entre os sulcos são chamadas de Perikymata; elas são contínuas ao redor do dente e geralmente ficam paralelas à junção cemento-esmalte e entre si.

O esmalte dos dentes decíduos desenvolve-se em parte antes e em parte depois do nascimento. O limite entre as duas porções de esmalte no dente decíduo é marcado por uma linha incremental acentuada de retzius, a linha neonatal ou anel neonatal (FIG. 17). Parece ser o resultado de uma mudança abrupta no ambiente e na nutrição do recém-nascido. A linha pré-natal é normalmente mais desenvolvida do que o esmalte pós-natal. Isto explica-se pelo facto de o feto se desenvolver num ambiente bem protegido, com um fornecimento adequado de todos os materiais essenciais, mesmo à custa da mãe.

Além disso, foi relatado que existe um aumento local da porosidade nas linhas de crescimento incremental (Newman e Poole 1974). Como resultado, a estrutura do esmalte é alterada ao longo destas linhas e a microscopia eletrónica revelou uma possível diminuição do número de cristais nas estrias. Há também um aumento da porosidade nas estrias transversais (Boyde 1989), que são um padrão de bandas periódicas observadas em intervalos de 2-6 micrómetros ao longo do comprimento dos prismas, e que representam a variação circadiana na atividade secretora do ameloblasto. Shellis (1996) produziu réplicas em metacrilato de algumas estrias cruzadas no esmalte interior, mas não conseguiu fazê-lo no esmalte exterior, sugerindo que os poros na maioria das estrias são muito pequenos ou inacessíveis.

No esmalte cúspide, a curvatura do prisma dá origem a uma aparência relacionada, mas muitas vezes aparentemente mais complicada, de esmalte nodoso. As bandas em que os prismas são paralelos ao plano de secção reflectem a luz de forma diferente em comparação com aquelas em que os prismas são perpendiculares ao plano de secção (Silverstone 1982). Devido aos desvios na orientação dos prismas, o esmalte interior é relativamente poroso. Pensa-se que a disposição relativamente complicada dos prismas nas bandas de Hunter-Schreger reduz a propagação de fracturas (Osborn 1968, Boyde 1989).

No esmalte externo, os prismas são retos e paralelos nas regiões cúspide e lateral; portanto, não apresentam a faixa de Hunter-Shreger. O ângulo com que os prismas atingem a superfície varia com a localização anatómica do dente. Na margem cervical, os prismas seguem um curso ondulante e aproximam-se da superfície em ângulos agudos muito variáveis (Boyde 1989). Oclusalmente, observa-se uma orientação diferente, com os prismas na superfície lateral da coroa a apresentarem um ângulo de aproximadamente 70º , enquanto que na superfície cúspide o ângulo volta a ser de aproximadamente 90º .

Forma do prisma e orientação do cristal

O aspeto em corte transversal dos prismas deve-se à inter-relação do esmalte prismático e interprismático (FIG. 18). Foram definidos três padrões clássicos de prismas, denominados *(1-3)* (Boyde 1989).

Padrão 1

Caracteriza-se por prismas com limites completos, separados por regiões interprismáticas bem definidas.

Padrão 2

Os prismas têm contornos incompletos e estão dispostos em filas. Dentro de cada fila, pontes estreitas de esmalte interprismático separam as filas.

Padrão 3

É a estrutura observada no esmalte humano, contendo prismas alternados com limites em forma de ferradura.

Embora o padrão 3 seja predominante no esmalte humano (Boyde 1989), os outros padrões podem ser encontrados em áreas restritas. Em particular, o padrão 1 do esmalte, ocorre perto da junção dentino-esmalte e também perto da superfície externa, isto é, no esmalte formado no início e no fim do ciclo de vida dos ameloblastos.

Estudos comparativos mostram que não há correlação entre o padrão de prisma e a taxa incremental. Em todos os três padrões, os cristais nas regiões interprismáticas são orientados aproximadamente perpendicularmente à superfície geral de formação (isto é, perpendicularmente ao plano das linhas de Retzius), enquanto os cristais dentro dos prismas se formam perpendicularmente ao chão do poço de processo de Tomé.

No esmalte humano, isto resulta numa divergência gradual dos cristais na região da cauda em relação à disposição intra-prismática paralela por ângulos de cerca de 15 -45°° na direção cervical (Poole e Brookes 1961). No esmalte de padrão 2, resulta num grande ângulo entre os cristais interprismáticos e os das placas prismáticas. Esta distinção entre o padrão 2 e o padrão 3 é importante devido à utilização generalizada do esmalte de roedores e bovino (padrão 2) na investigação dentária.

Tamanho e morfologia dos cristais

Os cristais de esmalte maduro parecem crescer e preencher a maior parte do espaço disponível dentro do prisma. Os cristais de apatite apresentam carateristicamente uma considerável irregularidade de contorno, mas são aproximadamente hexagonais em secção transversal, com uma largura média de 68,3 nm e uma espessura média de 26,3 nm. Muitos dos cristais no esmalte maduro mostram evidências de defeitos cristalográficos (Ichijo et al. 1993).

Esmalte aprismático

Foi relatada a presença de esmalte aprismático, com espessura de até 100 micrómetros, na superfície do esmalte humano permanente e decíduo (Boyde 1989, Kodaka et al. 1989) (FIG. 19). A espessura do esmalte aprismático varia tanto dentro como entre os tipos de dentes. No esmalte aprismático de superfície, os cristais estão dispostos paralelamente uns aos outros e perpendiculares à superfície, embora alguns desvios na orientação dos cristais, devido à presença de restos de limites de prisma, possam ser detectados em algumas áreas (Kodaka et al. 1989).

Devido ao alinhamento paralelo dos cristais e à ausência de limites prismáticos, a camada superficial é geralmente mais altamente mineralizada do que o esmalte subsuperficial (Robinson et al 1971). Pensa-se que esta camada relativamente descaracterizada resulta da perda do processo de tomos pelo ameloblasto; assim, perde-se a caraterística estrutural que orienta a deposição de cristais em prismas e material interprismático, alterando, consequentemente, a estrutura do esmalte.

Dentino Enamel Junction

A interface do esmalte e da dentina é designada por junção dentino-esmalte (FIG. 12). O seu contorno é recortado ou ondulado, com a crista das ondas a penetrar em direção ao esmalte. As projecções arredondadas do esmalte encaixam nas depressões pouco profundas da dentina. Esta interdigitação parece contribuir para a fixação firme entre a dentina e o esmalte. A junção dentina-esmalte é também uma zona hipo-mineralizada com cerca de 30 micrómetros de espessura (FIG. 20).

Uma vez destruído, o esmalte é incapaz de se reparar a si próprio, porque a célula ameloblástica degenera após a formação da barra de esmalte. O último ato da célula ameloblástica é a secreção de uma membrana que cobre a extremidade da haste de esmalte.

Esta camada é designada por membrana de Nasmyth, ou cutícula primária do esmalte. Esta membrana cobre o dente recém-erupcionado e é desgastada pela mastigação e limpeza. A membrana é substituída por um depósito orgânico chamado película, que é um precipitado de proteínas salivares. Os microrganismos podem invadir a película para formar a placa bacteriana, um potencial precursor da doença dentária.

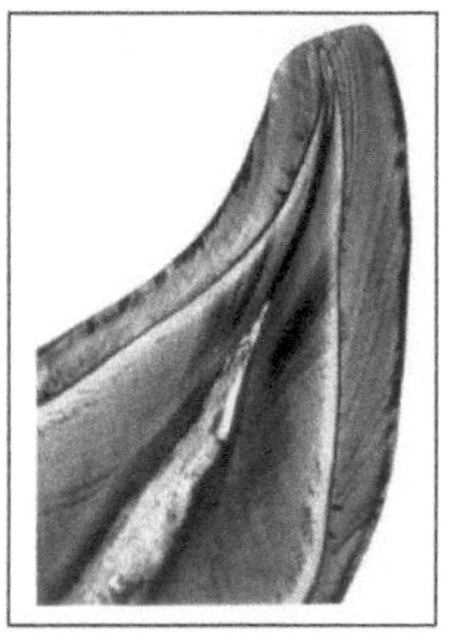

Fig 16. Ground section of
enamel viewed under
transmitted light showing striae

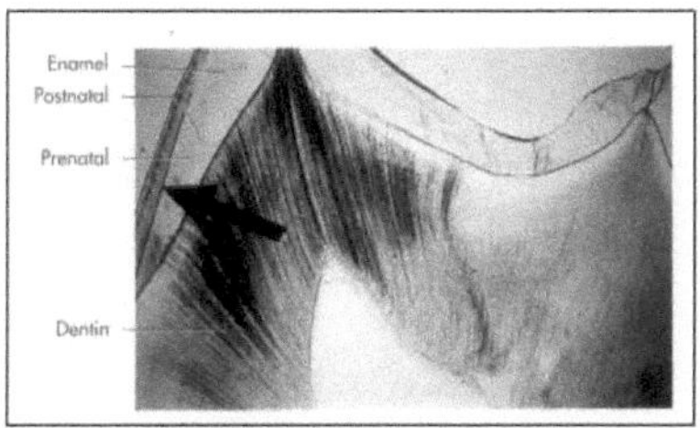

Fig 17. Photomicrograph showing
prenatal and post natal enamel in primary

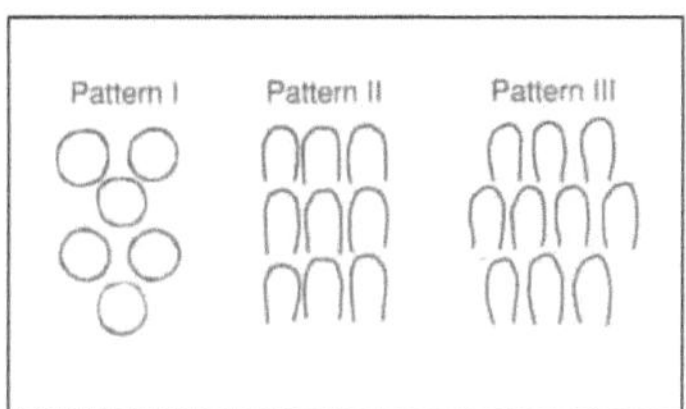

Fig 18. Different prism patterns in
transverse section

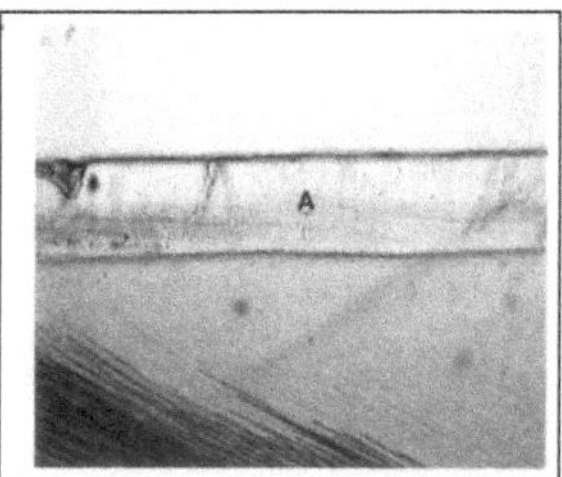

Fig 19. Aprismatic enamel

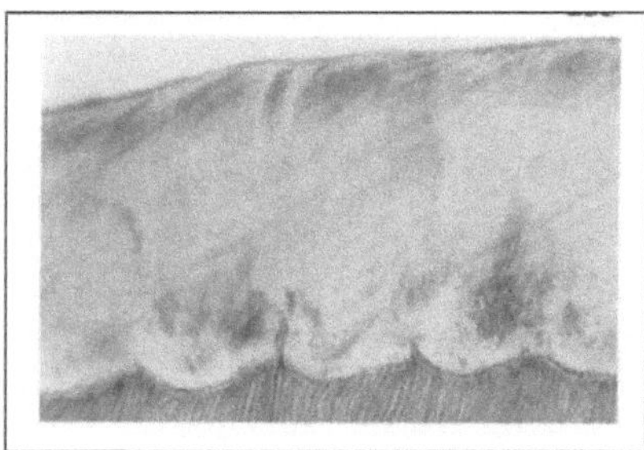

Fig 20. The Scalloped appearance of dentino enamel

DENTIN

A dentina fornece o volume e a forma geral do dente e é caracterizada como um tecido duro com túbulos em toda a sua espessura. Forma-se ligeiramente antes do esmalte; determina a forma da coroa, incluindo as cúspides e as cristas e o número e tamanho das raízes (FIG. 21). Ao longo da coroa, a dentina é coberta por esmalte, ao longo da raiz por cemento. Envolve a polpa dentária, com a qual partilha uma origem comum a partir da papila dentária. A dentina e a polpa podem ser consideradas como uma única unidade funcional e de desenvolvimento, frequentemente descrita como complexo pulpo-dentinário.

A dentina pode ser definida como um compósito biológico poroso composto por partículas de enchimento de cristais de apatite numa matriz de colagénio (Pashley 1996). Pensa-se que os cristais de apatite proporcionam resistência, enquanto a matriz de colagénio proporciona tenacidade.

A dentina contém túbulos dentinários rodeados por dentina intratubular altamente mineralizada (95% do volume da fase mineral) inserida numa matriz de colagénio parcialmente mineralizada (30% do volume da fase mineral) (dentina intertubular) (Marshall et al. 1997).

A maior parte da estrutura dentária é composta por dentina, que é o componente vital do dente. Quando comparada com o esmalte (número de dureza Knoop KHN 343), a dentina é muito mais macia (KHN 68) (Craig 1993), uma caraterística que explica porque é que a dentina apresenta um desgaste muito mais rápido. Além disso, o módulo de elasticidade do esmalte é de aproximadamente

84 Gpa (Craig 1993), em comparação com um valor de 13-17 Gpa
registado para a dentina.

Propriedades físicas

A sua cor é amarela clara, tornando-se mais escura com a
idade e menos translúcida. É mais dura do que o osso e o cemento,
mas mais macia e menos frágil do que o esmalte. A dentina tem
maior resistência à compressão e à tração do que o esmalte porque
é atravessada por túbulos. A dentina é facilmente permeável.
Densidade específica - 2,1g/ml. A dentina é elástica e está sujeita a
uma ligeira deformação e actua como um amortecedor de choques
para o esmalte sobrejacente. O menor teor de sais minerais na
dentina torna-a mais radiolúcida do que o esmalte. Resistência à
compressão da dentina - 40 - 50.000 PSI. Módulos de resiliência da
dentina vital - 100-140 LBS/polegada. Módulos de dentina vital -
1,90,000 psi.

Composição da dentina

70% - Em material orgânico

20% - Materiais orgânicos

10% - Água

A substância inorgânica é constituída por cristais de
hidroxiapatite e uma pequena quantidade de fosfato, carbonatos e
sulfatos (FIG. 23). A substância orgânica é constituída por colagénio
do tipo 1, contendo 20% de matriz com proteoglicanos entre as
fibras.

Estrutura da dentina

Túbulos dentinários

A matriz dentinária contém túbulos, cada um dos quais com cerca de 1 a 2 micrómetros de diâmetro na sua extremidade exterior e 3 a 4 micrómetros no lado pulpar. O número de túbulos é de cerca de 15.000 /mm^2 perto da junção dentino-esmalte e é de 65.000mm^2 perto da superfície pulpar.

Os túbulos dentinários são canais finos que se estendem por toda a largura da dentina. Eles contêm o processo odontoblástico. O curso dos túbulos dentinários segue uma curva suave, que tem a forma de "S". Apresentam duas curvaturas - curvatura primária e curvaturas secundárias (FIG. 22).

A curvatura primária começa em ângulo reto a partir da superfície pulpar, a convexidade deste curso curvo é dirigida para o ápice da raiz e a curvatura na metade exterior é dirigida para a superfície oclusal ou incisal. Estes túbulos terminam perpendicularmente à junção dentina-esmalte e à junção cemento-dentinária. São quase rectos no ápice da raiz, nos bordos incisais e nas cúspides. Ao longo de todo o seu comprimento, os túbulos exibem curvaturas secundárias diminutas e relativamente regulares (FIG. 24).

A principal caraterística morfológica da dentina é a sua estrutura tubular ramificada da polpa até à junção dentina-esmalte. Em condições normais, os túbulos estão cheios de fluido, podendo ser importantes na transferência hidráulica e no alívio das tensões transmitidas à dentina através das estruturas de suporte do periodonto e do esmalte. De facto, isto pode explicar porque é que os dentes tratados endodonticamente são mais frágeis do que os dentes vitais. Quando isolado da dentina, cada túbulo dentinário individual teria a aparência de um cone invertido; com a dimensão mais pequena registada na junção dentino-esmalte e a maior dimensão adjacente ao corpo celular na polpa.

Canalículos ou microtúbulos

Os túbulos dentinários têm ramificações laterais ao longo da dentina, designadas por canalículos. Estes canalículos têm 1 micrómetro ou menos de diâmetro e originam-se mais ou menos em ângulo reto em relação ao túbulo principal.

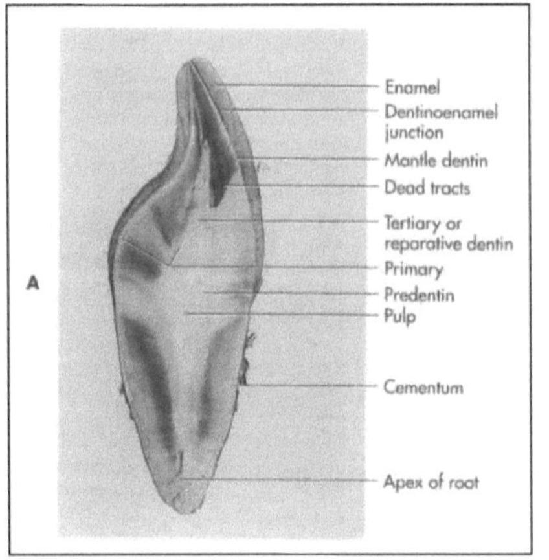

Fig 21. Structures seen in dentin

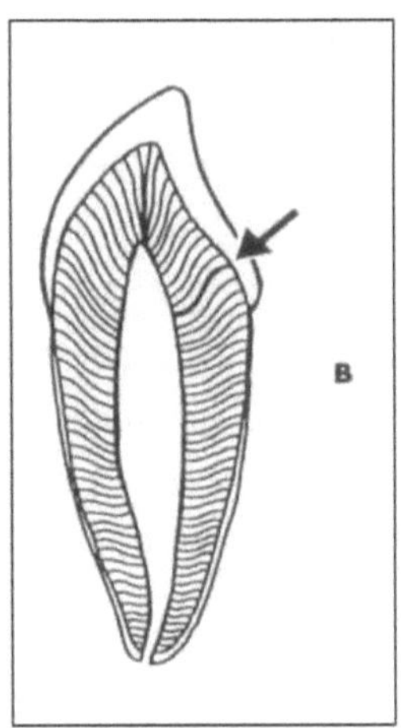

Fig 22. S-shaped dentinal tubules

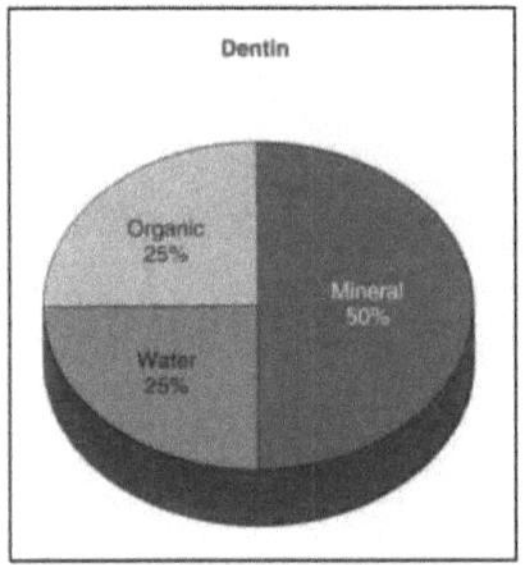

Fig 23. Composition of dentin by volume

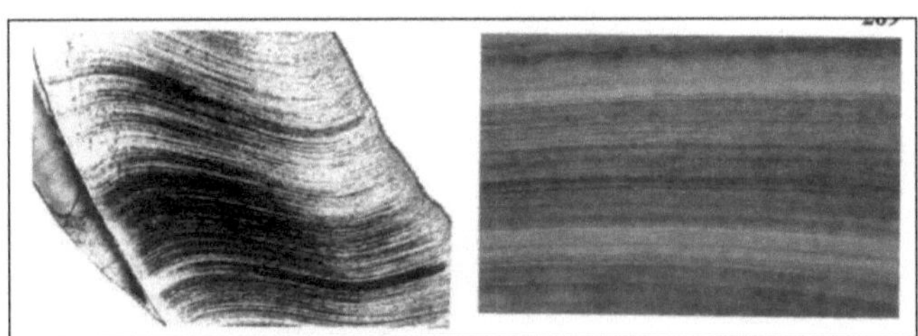

Fig 24. Dentinal tubules seen in longitudinal ground section showing primary and secondary curvatures

Fusos de esmalte

Perto da junção dentina-esmalte, os túbulos dentinários dividem-se em vários terminais e formam uma rede de intercomunicação e anastomose. Alguns túbulos dentinários estendem-se para dentro do esmalte durante vários milímetros. Estes são formados como fusos de esmalte (FIG. 15).

Dentina peritubular

A dentina que circunda imediatamente os túbulos dentinários é chamada de dentina peritubular. Esta dentina forma as paredes dos túbulos. É mais mineralizada, cerca de 9%, do que a dentina intertubular. É completamente decomposta e desaparece ao ser submetida a métodos de descalcificação de rotina.

Dentina intertubular

O corpo principal da dentina é composto por dentina intertubular. Está localizada entre os túbulos dentinários ou entre as zonas de dentina peritubular. Embora seja altamente mineralizada, esta matriz, tal como o osso e o cemento, é retida após descalcificação. Cerca de metade do seu volume é constituído por matriz orgânica, especialmente fibras de colagénio que se encontram orientadas aleatoriamente à volta dos túbulos dentinários. As fibras têm uma disposição semelhante a uma rede, percorrendo em curvas suaves entre os túbulos e as suas zonas peri-tubulares. As fibras também apresentam ligações cruzadas. Os cristais de hidroxiapatite formam-se ao longo das fibras.

Dentro de cada túbulo existe uma camada de dentina hiper mineralizada e deficiente em colagénio, que tem sido designada por dentina peritubular e que pode ser mais corretamente designada por dentina periluminal (Pashley 1996) ou intratubular, que é uma hidroxiapatite rica em carbonato e deficiente em cálcio.

Os pequenos cristais presentes têm uma maior cristalinidade e são cinco vezes mais duros do que a dentina intertubular, com KHN de 250 em comparação com um KHN de 52 para a dentina intertubular. A presença desta dentina intertubular reduz o lúmen do túbulo dos seus 3 μm originais para apenas 0,6-0,8 μm na dentina superficial perto da junção dentina-esmalte. A largura da dentina intratubular diminui na direção da polpa, onde há uma zona em que não há dentina intratubular presente e o diâmetro do túbulo (luminal) é de aproximadamente 3μm (Garberoglio e Brannstrom 1976).

Existe pouca informação publicada sobre o controlo biológico da aposição intra-tubular, mas sabe-se que é um processo lento, mais lento do que a formação incremental de dentina secundária na câmara pulpar.

Pré-dentina

A pré-dentina está localizada adjacente ao tecido pulpar e tem de 2μm a 6μm de largura. É a primeira dentina formada e não é mineralizada. À medida que as fibras de colagénio sofrem mineralização na frente da pré-dentina, a pré-dentina torna-se então dentina e uma nova camada de pré-dentina forma-se circumpulpalmente (FIG. 25).

Odontoblastos

As células que estão relacionadas com a deposição de dentina são os odontoblastos. Os odontoblastos são uma camada de células especializadas, que se encontram na superfície da polpa contra a superfície interna da dentina. Em um dente completamente formado, os odontoblastos estão dispostos em uma única camada de células bem compactadas, que são piriformes, em forma. Como as células se encontram em diferentes níveis na camada, resulta uma impressão errónea de estratificação.

Cada odontoblasto possui um processo longo (fibras de Tome), que passa da extremidade distal da célula para a substância da dentina, onde é alojado num canal fino, os túbulos dentinários. Os processos odontoblásticos são maiores em diâmetro perto da polpa (3 a 4µm) e afunilam até 1mm mais para dentro da dentina (FIG. 26, 27 e 28).

Dentina primária

A dentina que forma o formato inicial do dente é chamada de dentina primária. Ela geralmente se completa três anos após a erupção do dente. É constituída por dentina do manto e circumpulpar (FIG. 29).

Dentina do manto

Dentina do manto é o nome da primeira dentina formada na coroa subjacente à junção dentino-esmalte. É, portanto, a parte externa (ou) mais periférica da dentina primária e tem cerca de

20µm de espessura. As fibrilas formadas nesta zona são perpendiculares à junção dentino-esmalte e a matriz orgânica é composta por fibrilas de colagénio (FIG. 30).

Dentina circumpulpar

A dentina circumpulpar forma a dentina primária remanescente ou a maior parte do dente. É a dentina circumpulpar que representa toda a dentina formada antes da conclusão da raiz. As fibrilas na dentina circumpulpar são muito mais pequenas em diâmetro e estão mais compactadas. A dentina circumpulpar pode conter um pouco mais de minerais do que a dentina do manto.

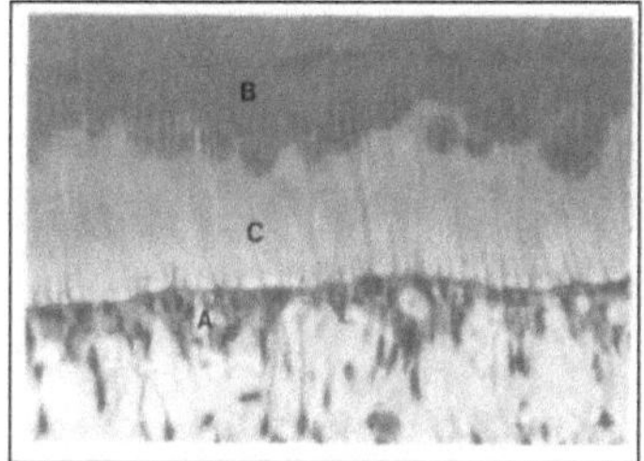

Fig 25. Predentine

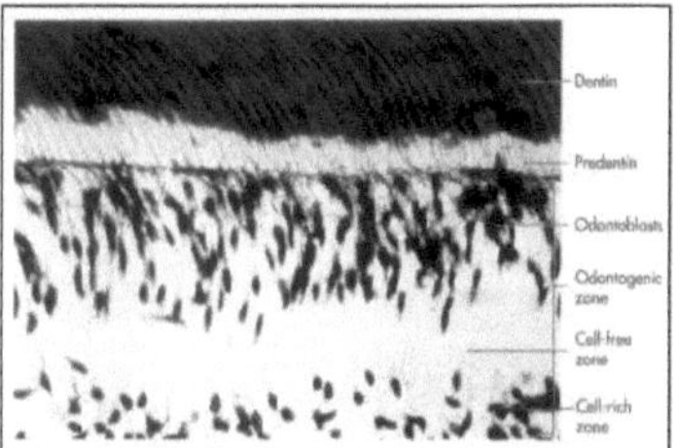

Fig 26. Odontogenic zone comprising odontoblasts, cell rich zone, cell free

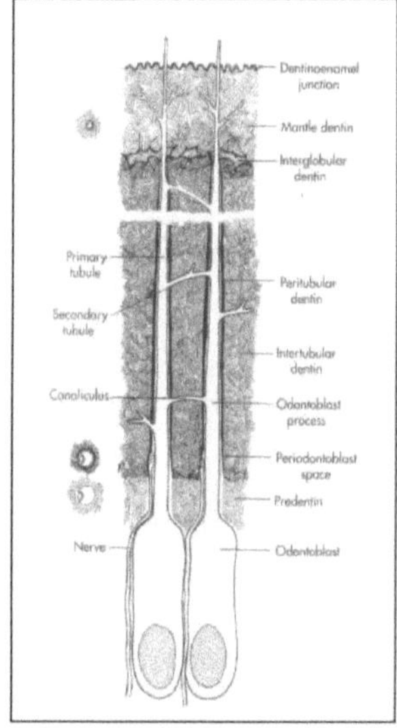

Fig 28. Extension of odontoblast process in dentinal tubule

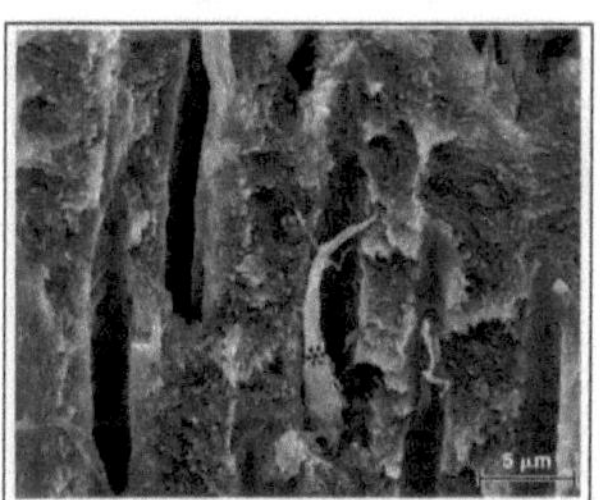

Fig 27. SEM of deep dentin showing odontoblastic process

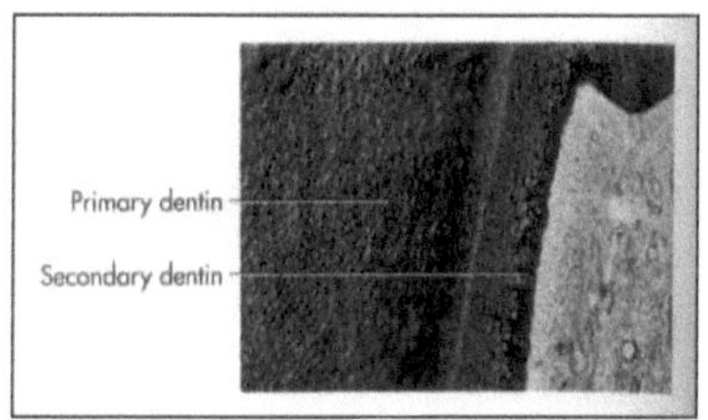

Fig 29. Primary dentin and secondary

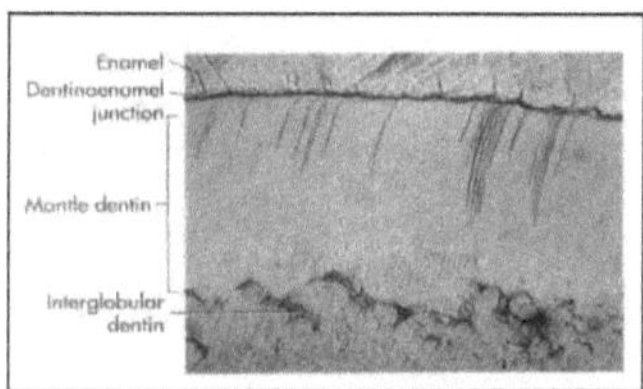

Fig 30. Histology of mantle

Dentina secundária

A dentina secundária é uma continuação da dentina primária que se forma a um ritmo mais lento à medida que o dente envelhece fisiologicamente. É uma faixa estreita de dentina que confina com a polpa e representa a dentina formada após a conclusão da raiz. A formação da dentina secundária ocorre sem qualquer estímulo externo. Na dentina secundária, os túbulos assumem um padrão direcional diferente, em contraste com a dentina primária (FIG. 29).

Linhas incrementais

As linhas incrementais de von ebner ou linhas de imbricação aparecem como linhas finas (ou) estrias na dentina (FIG. 31). Correm em ângulo reto em relação aos túbulos dentinários e correspondem às linhas incrementais no esmalte (ou) osso. Estas linhas reflectem a deposição diária rítmica e recorrente da matriz dentinária, bem como a hesitação no processo formativo diário. A distância entre as linhas varia de 4 a 8µm. Na coroa e muito menos na raiz. O curso das linhas indica o padrão de crescimento da dentina.

Linhas de contorno de Owen

Ocasionalmente, algumas das linhas incrementais são acentuadas devido às perturbações na matriz e ao processo de mineralização. Estas linhas são facilmente demonstradas em secções de solo e são conhecidas como linhas de contorno. As linhas de contorno mais consistentemente observadas encontram-se na junção da dentina primária e secundária (FIG. 32).

Linhas neonatais

Nos dentes decíduos e nos primeiros molares permanentes, onde a dentina é formada em parte antes e em parte depois do nascimento, o pré-natal e o pós-natal são separados por uma linha de contorno acentuada. Esta é denominada linha neonatal e é observada no esmalte e também na dentina.

Esta linha reflecte a mudança abrupta no ambiente que ocorre no nascimento. A matriz de dentina formada antes do nascimento é normalmente de melhor qualidade do que a formada após o nascimento e a linha neonatal pode ser uma zona de hipocalcificação (FIG. 33).

Dentina Inter Globular

Por vezes, a mineralização da dentina começa em pequenas áreas globulares que não conseguem fundir-se numa massa homogénea. Isto resulta numa zona de hipo-mineralização entre os glóbulos. Estas zonas são conhecidas como dentina interglobular. A dentina interglobular forma-se na coroa dos dentes, na dentina circumpulpar, logo abaixo da dentina do manto, e segue o padrão incremental (FIG. 34).

Os túbulos dentinários passam ininterruptamente através da dentina interglobular, demonstrando assim defeitos de mineralização e não de formação de matriz. Em secções de solo seco, alguma da dentina interglobular é preta à luz transmitida. No entanto, não se acredita que os espaços na dentina interglobular ocorram naturalmente.

Camada granular

Quando a secção seca da dentina radicular é visualizada em luz transmitida, existe uma zona adjacente ao cemento que parece granular. Esta é conhecida como camada granular (ou) tomes (FIG. 35). Esta zona aumenta ligeiramente em quantidade a partir da junção cemento-esmalte até ao ápice da raiz e acredita-se que seja causada por uma coalescência e um looping das porções terminais dos túbulos dentinários. A causa do desenvolvimento desta zona é provavelmente semelhante à ramificação e biselamento dos túbulos nas junções dentino-esmalte.

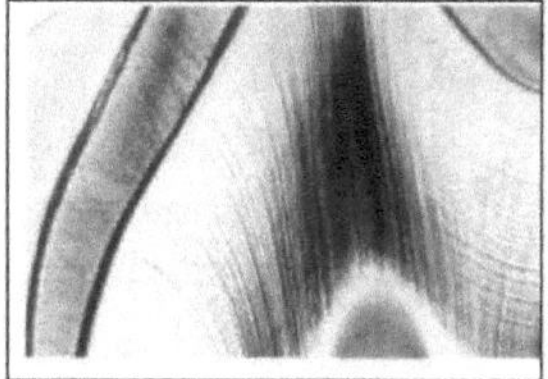

Fig 31. Von Ebner's lines

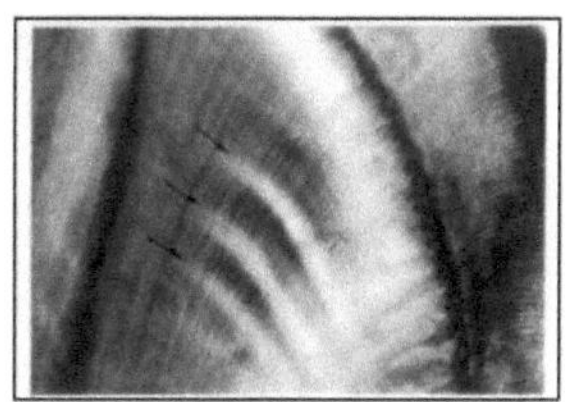

Fig 32. Contour lines of

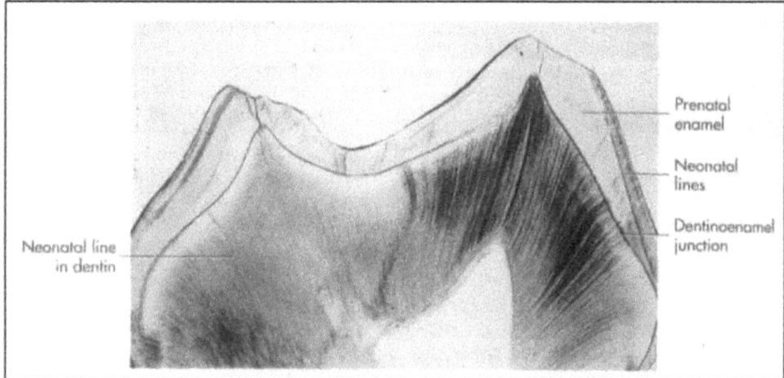

Fig 33. Neonatal line in

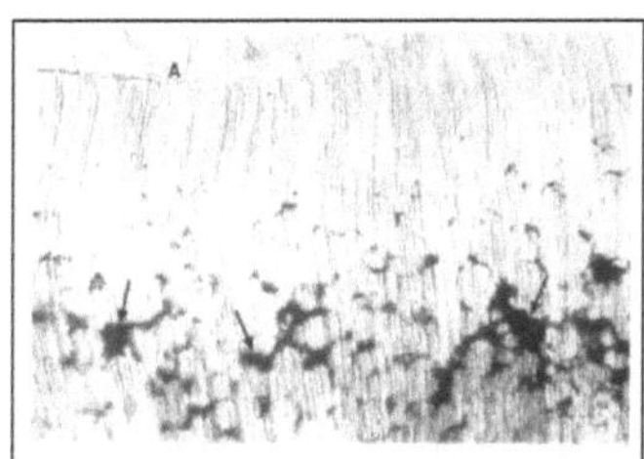

Fig 34. Ground section of dentin
viewed under transmitted light
showing interglobular dentin

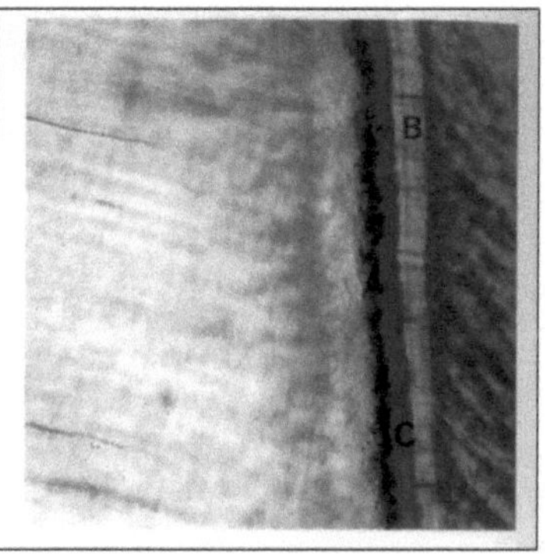

Fig 35. Ground section of dentin,
viewed under polarized light showing
granular layer

Dentina reparadora

A dentina reparadora é formada pelo odontoblasto de substituição (ou) secundário em resposta à irritação causada por atrito, abrasão, erosão, trauma, cárie dentária, alguns procedimentos operatórios e outros irritantes (FIG. 36 e 37). A dentina reparadora é formada quando o processo Tomes é cortado a 1,5 mm da polpa. As fibras cortadas morrem juntamente com os odontoblastos correspondentes, deixando trajectos mortos. Novos odontoblastos são diferenciados a partir de células mesenquimatosas da polpa em cerca de 15 dias e estes odontoblastos de substituição estabelecem a dentina reparadora.

Tratados mortos

Este é um tipo de dentina de reação, que parece resultar de uma irritação de maior gravidade. O processo odontoblástico em toda a extensão do túbulo lesado degenera e, ao mesmo tempo, é selado na extremidade pulpar por um depósito de dentina reacional (FIG. 38).

Na secção seca de dentina normal, os processos odontoblásticos desintegram-se e os túbulos vazios são preenchidos com ar. Eles aparecem pretos na luz transmitida e brancos na luz reflectida. A perda do processo odontoblástico também pode ocorrer em dentes que contêm polpa vital como resultado de cárie, atrito, abrasão, preparação da cavidade (ou) erosão, (quando o processo de tomos é cortado mais de 1,5 mm). Estas áreas demonstram uma diminuição da sensibilidade e aparecem em maior quantidade em dentes mais velhos.

Dentina esclerótica

A dentina esclerótica resulta do envelhecimento ou de uma irritação ligeira (como uma cárie de progressão lenta) e provoca uma alteração na composição da dentina primária. A dentina peritubular torna-se mais larga, preenchendo gradualmente os túbulos com material calcificado, progredindo a partir da Junção D.E. pulparmente. Estas áreas são mais duras, mais densas, menos sensíveis e mais protectoras da polpa contra irritações subsequentes (FIG. 39). A deposição de dentina intratubular, como resultado do envelhecimento ou em resposta ao atrito, resulta numa redução progressiva do lúmen do túbulo e, se continuar, oblitera o túbulo. Se isto ocorrer em vários túbulos em áreas adjacentes, a dentina assume uma aparência vítrea. O termo utilizado para descrever esta deposição progressiva e obliteração do túbulo é ESCLEROSE, resultando em dentina esclerótica.

Este processo inicia-se na dentina radicular de pré-molares com 18 anos de idade sem qualquer influência externa. Por conseguinte, pode assumir-se que se trata de uma resposta fisiológica e que a oclusão dos túbulos é conseguida através da deposição intratubular contínua. O mecanismo pelo qual a dentina intratubular é formada é pouco conhecido, tendo sido sugeridos três mecanismos possíveis (Torneck 1994).

Em primeiro lugar, foi sugerido que pode haver uma redistribuição passiva de mineral da dentina intertubular para os túbulos em torno dos componentes pré-existentes do túbulo. *Em segundo lugar,* pode haver uma resposta ativa por parte do processo odontoblástico, resultando numa matriz orgânica que é ativamente mineralizada como resultado da atividade do odontoblasto. *Finalmente,* foi sugerido que o odontoblasto pode produzir uma matriz orgânica que se torna mineralizada pela redistribuição de mineral da dentina intertubular, como no primeiro caso. Seja qual for a forma como se forma, o resultado líquido é que a dentina intratubular é depositada à custa do processo odontoblasto, que é retraído ou encurtado pela perda da sua extremidade distal.

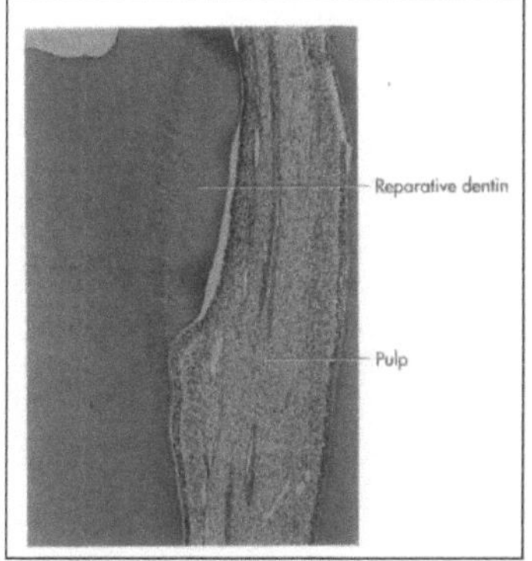

Fig 36. Reparative dentin

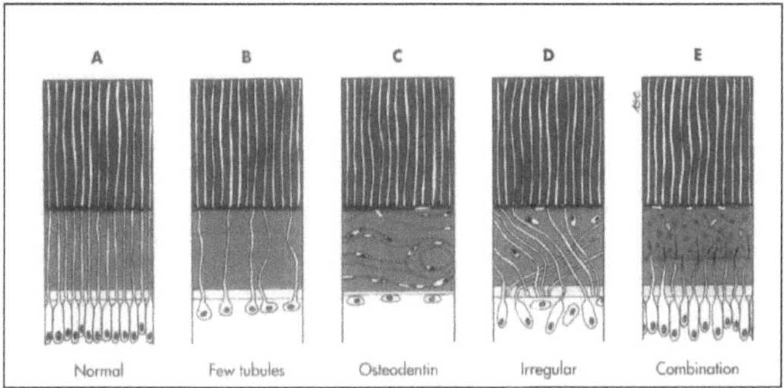

Fig 37. Types of reparative dentin

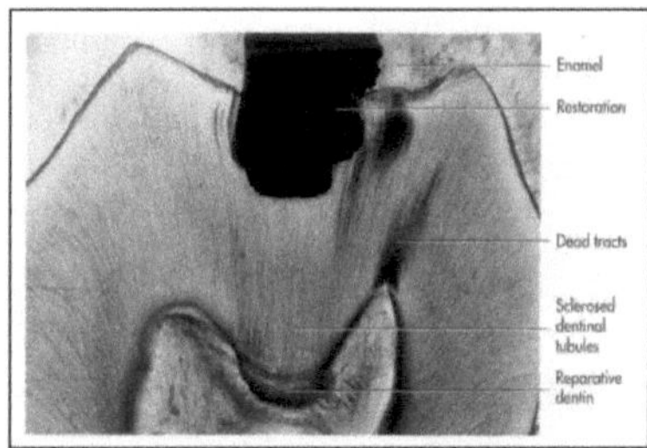

Fig 38. Dead tracts - ground section of
dentin viewed under transmitted light

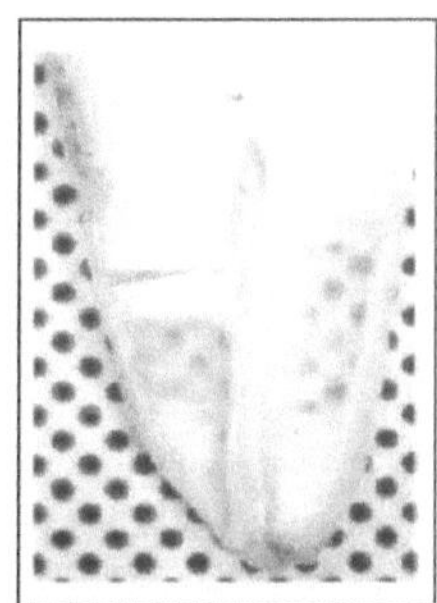

Fig 39. Sclerotic dentin

A quantidade de dentina esclerosada aumenta com a idade e é mais frequentemente encontrada no terço apical da raiz. A esclerose reduz a permeabilidade da dentina e, assim, pode ajudar a prolongar a vitalidade da polpa.

Os processos que contribuem para a dentina esclerótica na coroa em resposta ao atrito e à cárie podem diferir da deposição fisiológica de dentina esclerótica (translúcida) na raiz, que é dependente do envelhecimento e cuja taxa de deposição não é alterada pelo atrito. Embora existam poucas evidências na literatura, pensa-se que a esclerose resultante do envelhecimento é a esclerose dentinária fisiológica e a resultante de uma ligeira irritação é a esclerose dentinária reactiva.

Dentina queimada é um termo que se refere à porção exterior da dentina esclerótica reactiva onde a cárie lenta destruiu a estrutura dentária anteriormente sobrejacente, deixando uma superfície dura, escurecida e lavável.

Os índices de refração da dentina em que os túbulos estão ocluídos são igualados e essas áreas tornam-se transparentes. A dentina transparente (ou) esclerótica pode ser observada nos dentes de pessoas idosas, especialmente nas raízes.

A dentina esclerótica também pode ser encontrada sob cáries de progressão lenta. A densidade mineral é maior nesta área da dentina, como demonstrado tanto pela radiografia como pelos estudos de permeabilidade. Aparece transparente ou clara na luz transmitida e escura na luz reflectida.

INERVAÇÃO DA DENTINA

Nervos intertubulares

Os túbulos dentinários contêm numerosas terminações nervosas na pré-dentina e na dentina interna, a não mais de 100 a 150µm da polpa. A maioria dessas pequenas terminações vesiculadas está localizada nos túbulos na zona coronal, especificamente nos cornos pulpares. Os nervos e os seus terminais encontram-se em estreita associação com o processo odontoblasto no interior do túbulo (FIG. 28).

O nervo cresce para dentro da papila na fase de sino do desenvolvimento do dente (Byers 1980), tanto os neurónios aferentes como os nervos automáticos eferentes que inervam os vasos sanguíneos pulpares estão presentes. O número de axónios mielinizados nos dentes permanentes aumenta com a idade e/ou com o desenvolvimento do dente, atingindo um valor máximo de cerca de 500 axónios mielinizados por pré-molar humano aos 15 anos, que se mantém constante até aos 60 anos.

Pode haver um único terminal ou várias porções dilatadas e contraídas. Em qualquer um dos casos, as terminações nervosas estão repletas de pequenas vesículas, electron-densas ou lúcidas, o que provavelmente depende de ter havido ou não descarga da sua substância neurotransmissora. De qualquer forma, elas se interdigitam com o processo odontoblástico, indicando uma relação íntima com essa célula. Acredita-se que a maioria deles sejam processos terminais das fibras nervosas mielinizadas da polpa dentária. Os nervos somato-sensoriais aferentes primários da dentina e da polpa projectam-se para o núcleo sensorial principal do mesencéfalo.

Extensão do processo odontoblástico

Durante o desenvolvimento do dente, no estágio de sino, os processos odontoblásticos estendem-se do corpo celular do odontoblasto através da pré-dentina até a junção dentina-esmalte. À medida que a espessura da dentina aumenta, os processos celulares devem alongar-se.

No entanto, o verdadeiro comprimento dos processos na dentina madura, na ausência de vasos sanguíneos ou células de suporte, é uma questão que está aberta a debate (FIG. 28)

Nos dentes humanos, a espessura da dentina é de cerca de 3-3,5 mm. Assim, se um processo odontoblástico passasse por toda a distância da borda pulpar até a JDE, o volume do processo celular seria quatro vezes maior do que o do corpo celular (Pashley 1996). Essa diferença de volume entre o corpo celular e o processo é ainda maior se for considerada a situação com odontoblastos cuboidais ou achatados, como visto na raiz em direção ao ápice. É geralmente aceito que o processo da maioria dos odontoblastos está entre 0,1 e 1,0 mm (Byers 1996).

A questão de até que ponto o processo odontoblástico penetra na dentina é de importância vital quando se considera a sensibilidade da dentina. Se os odontoblastos participassem diretamente na sensibilidade da dentina aos estímulos superficiais, então os estímulos teriam de interagir diretamente com o processo, o que é pouco provável.

Normalmente, a dentina é coberta coronalmente com e na superfície da raiz por cemento. Quando estas coberturas de superfície são perdidas, a dentina é sujeita a uma variedade de estímulos, incluindo estímulos mecânicos, químicos, térmicos e mecânicos mais pequenos aos quais os dentes intactos são sensíveis. Quando expostos, propõe-se que os túbulos cheios de fluido permitam pequenas deslocações de fluido através da dentina quando expostos a estímulos térmicos, tácteis, evaporativos ou osmóticos. O efeito disto é que os mecanorreceptores na polpa são estimulados (Pashley 1996).

Estas deslocações de fluido podem irritar diretamente os odontoblastos, os nervos pulpares e os vasos sanguíneos subodontoblásticos, aplicando grandes forças de cisalhamento na sua superfície, à medida que o fluido passa através de espaços estreitos. O efeito da deslocação do fluido na libertação de neuropéptidos foi avaliado (Kimberly e Byers 1988, Byers et al 1990, Byers 1996), e resulta na libertação do péptido relacionado com o gene da calcitonina (CGRP) ou da substância p (SP) dos nervos pulpares para gerar uma condição inflamatória neurogénica local.

As caraterísticas da dentina alteram-se com a profundidade

Tanto a dentina primária como a secundária contêm túbulos. A circunferência da dentina na parte mais periférica da coroa ou da raiz é muito maior do que a circunferência final da câmara pulpar ou do espaço do canal radicular, o que faz com que os odontoblastos fiquem muito mais aglomerados à medida que se aproximam da sua posição final, levando assim ao aparecimento de uma camada colunar de odontoblastos, especialmente sobre os cornos pulpares. A convergência dos odontoblastos em direção à polpa cria uma organização estrutural única, com consequências funcionais. A convergência foi estimada em 4:1.

O número de túbulos por unidade de área e o raio dos túbulos aumentam na direção da junção dentina-esmalte para a polpa, pelo que a área ocupada pelos lúmens dos túbulos também aumenta.

Pashley (1984) calculou que a área ocupada pelos lúmens dos túbulos na junção dentino-esmalte é aproximadamente 1% da área total da superfície da junção dentino-esmalte e 22% da polpa. Como esta área é ocupada pelo fluido dentinário, que é 95% água. (Pashley 1996), os valores da área de superfície são também aproximadamente iguais ao conteúdo de água dos túbulos destas regiões.

Por isso, o conteúdo de água ou humidade da dentina aumenta 20 vezes da dentina superficial para a dentina profunda. Este fator tem implicações clínicas; em termos de adesão dos materiais restauradores à dentina profunda, a água compete com os monómeros da resina pelas fibrilas de colagénio da superfície (Pashley e Carvalho 1997).

Fluxo de fluidos

Em condições clínicas, existe um fluxo de fluido para fora através da dentina exposta em resposta à pressão baixa mas positiva do tecido pulpar. A composição deste fluido é incerta, mas deve ter um produto iónico de cálcio e fosfato, que está acima ou perto das constantes do produto de solubilidade para várias formas de fosfato de cálcio (Pashley 1996).

Isto, por sua vez, levaria à formação de depósitos minerais nos túbulos dentinários, que têm muitas formas (Mjor 1985), à medida que o fluido dentinário se move para fora, maiores quantidades de iões minerais são apresentadas às paredes dos túbulos do que as que ocorreriam em túbulos selados. De facto, Shellis (1994) utilizou este princípio para reduzir a profundidade da desmineralização in vitro sob condições de formação de cáries estimuladas, utilizando um fluido dentinário substituto supersaturado, que foi perfundido através da câmara pulpar. Quando examinado microscopicamente, foram por vezes observadas bandas translúcidas que se assemelhavam a dentina esclerótica.

Clinicamente, os doentes que se queixam de sensibilidade dentinária referem que um estímulo frio provoca uma resposta maior do que uma estimulação evaporativa, tátil ou osmótica (Orchardson e Collins 1987). O movimento direto do fluido para o exterior (em resposta ao frio) é muito mais eficaz na ativação dos mecanorreceptores pulpares do que o movimento do fluido para o interior (observado após um estímulo quente).

Permeabilidade da dentina

A estrutura da dentina é tubular, como já foi referido, e é esta caraterística que fornece os canais para a permeação de solutos e solventes através da dentina.

A densidade de túbulos por mm quadrado varia de 15.000 na junção dentina-esmalte a 65.000 no limite da polpa, o que pode ser previsto a partir da densidade e dos diâmetros dos túbulos, devido à presença de material intra-tubular, como fibrilas de colagénio e constrições mineralizadas dos túbulos (Pashley 1996).

A permeabilidade da dentina pode ser subdividida em duas

grandes categorias (Pashley 1996):

Movimentos transdentinários de substâncias através de toda a espessura da dentina através dos túbulos dentinários (tais como deslocações de fluidos em resposta a estímulos hidrodinâmicos).

O movimento intradentinário de substâncias exógenas na infiltração de resinas adesivas hidrofílicas em superfícies dentinárias desmineralizadas durante a colagem de resina ou a desmineralização da dentina intertubular por ácidos derivados de bactérias (Kinney et al., 1995), em que o material entra nos túbulos mas não os atravessa.

Pensa-se que a presença de tampões de esfregaço e/ou depósitos intra-tubulares (isto é, dentina esclerótica) reduz a permeabilidade intratubular para valores mínimos (Pashley et al., 1991).

A permeabilidade da dentina (transdentinária ou intratubular) não é uniforme em todo o dente. A permeabilidade da dentina coronal é muito maior do que a da raiz.

Isto pode ser atribuído à convergência dos túbulos em direção à câmara pulpar, a densidade dos túbulos aumenta cerca de quatro vezes na dentina coronal, mas apenas duas vezes na dentina radicular.

Assim, em qualquer localização do dente, a dentina periférica tem uma permeabilidade menor do que a dentina mais profunda. A permeabilidade da dentina intertubular nunca foi quantificada, mas deve ser muito baixa e limitada aos canais laterais patentes que se ramificam dos túbulos (Chappell et al 1994, Mjor e Nordahl 1996).

Têm sido utilizados vários métodos para avaliar a permeabilidade da dentina (Pashley 1990). O método mais fácil de medir a permeabilidade transdentinária é quantificar a sua condutância hidráulica. Esta mede a facilidade com que o fluido pode filtrar através de uma área de superfície unitária de dentina numa unidade de tempo sob um gradiente de pressão unitário (Pashley 1990). Foi relatado, em dentina não obstruída, que a condutância hidráulica aumenta à medida que a espessura da dentina diminui. No entanto, a presença de dentina intratubular diminui a sua permeabilidade (Pashley 1996).

A estrutura da dentina faz com que actue tanto como uma barreira como uma estrutura permeável, dependendo da sua espessura, idade e outras variáveis (Pashley e Pashley 1991). A dentina é muito porosa devido à sua estrutura tubular e a porosidade mínima da dentina coronal periférica normal é de cerca de 15000 túbulos por quadrado. Se a dentina estiver descoberta, então os túbulos fornecem um canal de difusão da superfície para a polpa.

A taxa a que o fluxo difusional de material exógeno atravessa a dentina para a polpa é altamente dependente da espessura da dentina e da condutância hidráulica da dentina (Pashley 1985, 1990).

O complexo pulpo-dentinário

A dentina e a polpa estão unidas embroyologicamente, histologicamente e funcionalmente, e há muitas evidências que apoiam o conceito de ver a dentina e a polpa como uma unidade funcionalmente acoplada, que actua como um sistema integrado. Assim que os tecidos, que normalmente cobrem a dentina, são perdidos, então a compartimentação normal entre os tecidos é perdida (Pashley 1996) e eles tornam-se funcionalmente contínuos. A polpa responde aos estímulos gerados pela perda do revestimento dentinário, a curto prazo, através de um movimento de saída de fluidos (Vongsavan 1994, Mathews 1996) e macromoléculas (Byers 1996). A resposta a longo prazo ao estímulo é a produção de dentina terciária, que é uma resposta biológica para reduzir a permeabilidade da dentina do complexo dentina-polpa.

GRAVAÇÃO A ÁCIDO SOBRE ESMALTE

Os materiais desenvolvidos que aderem ou se ligam à estrutura dentária minimizariam a remoção de tecido saudável, permitindo assim uma preparação mais conservadora e proporcionando um selamento impenetrável na margem entre o tecido e a restauração.

Critérios de vinculação

Três critérios básicos necessários para a colagem. A superfície com a qual a colagem vai ocorrer deve ser:

1: Semelhante à superfície.
2: Livre de contaminação.
3: Suave e uniforme.

Etapas da técnica de ataque ácido

Profilaxia do esmalte

A limpeza mecânica do esmalte é um primeiro passo importante do ponto de vista clínico no procedimento de colagem. A força de adesão máxima foi desenvolvida apenas quando foi efectuada uma profilaxia oral antes do condicionamento ácido. Um exame das superfícies de esmalte condicionadas que não receberam uma profilaxia oral mostra restos peliculares e microorganismos a contaminar o esmalte. É evidente que o ácido, por si só, não consegue remover todos os contaminantes. Isto aplica-se especialmente ao cálculo e deve ser feita uma inspeção cuidadosa para detetar a presença deste acréscimo que deve ser removido por destartarização.

Uma vez que existe a preocupação de interferência de óleos aromatizantes, glicerina e fluoretos no processo de gravação, foi recomendada a utilização de uma pasta aquosa de pedra-pomes de fluxo.

Não há diferença significativa na taxa de retenção de selantes com ou sem profilaxia com pedra-pomes antes da presa (Donnan e Ball 1988). No entanto, não foram apresentadas provas clínicas ou laboratoriais que impeçam a utilização de pastas comerciais, mesmo as que contêm flúor. Estudos efectuados na década de 1980 não mostraram qualquer diferença no desempenho clínico de um selante, quer se utilizasse pasta dentífrica fluoretada ou não fluoretada para a profilaxia. É indicada a realização de mais investigação.

Remoção da película

Uma profilaxia oral deve remover todos os depósitos e acreções grosseiras do esmalte, mas pode não remover todos os tegumentos, como a película subsuperficial. Além disso, algumas proteínas podem ficar espalhadas pela superfície durante a profilaxia.

Uma parte deste constituinte pertinaz pode entrar na solução do ácido, enquanto que o restante pode ser removido mecanicamente à medida que a fase do esmalte é solubilizada.

Aplicação do agente de corrosão (FIG. 40)

Na etapa seguinte, com os dentes secos e devidamente isolados da saliva, o ácido é aplicado por um de vários meios, incluindo uma bolinha de algodão, um pincel ou uma miniesponja. O objetivo é agitar suavemente o ácido durante um minuto para obter o máximo efeito. Isto pode ser conseguido através de um movimento de esfregaço suave. Relatórios clínicos sugeriram o prolongamento do tempo de condicionamento ácido até 2 minutos em áreas com níveis relativamente elevados de flúor e esmalte maduro altamente calcificado, como no caso de um adulto.

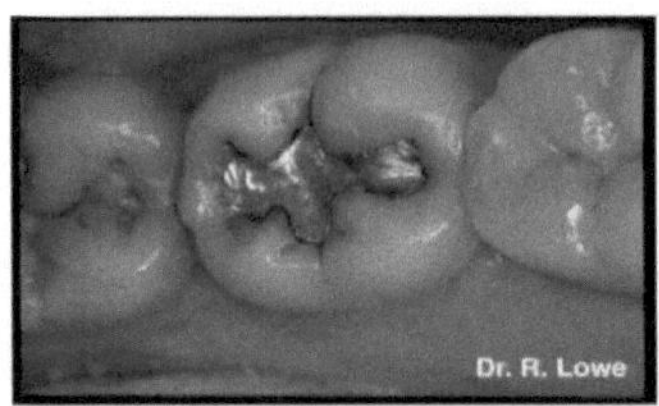

Pre operative - silver amalgam restoration

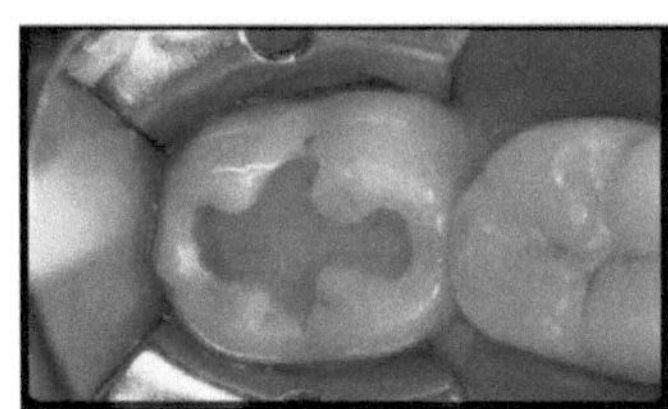

After cavity preparation

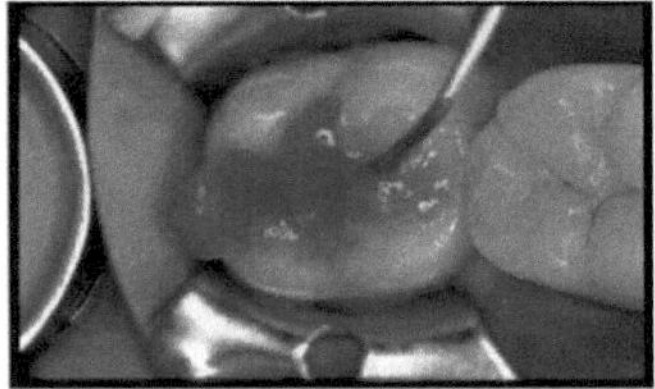

Acid Etching

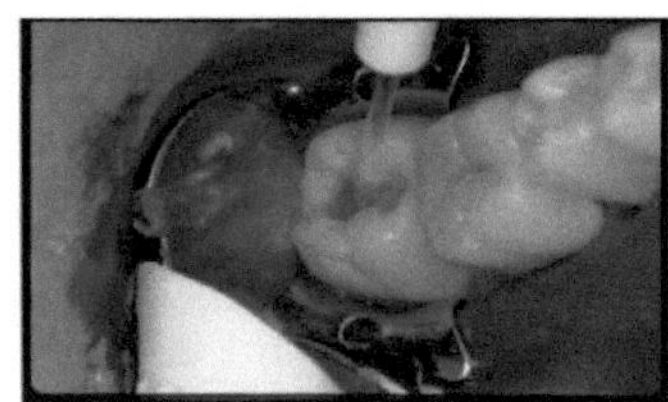

Rinsing with water

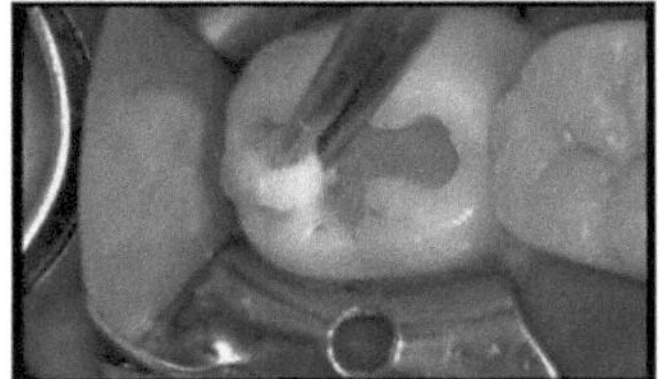

Blot excess water using mini sponge or cotton

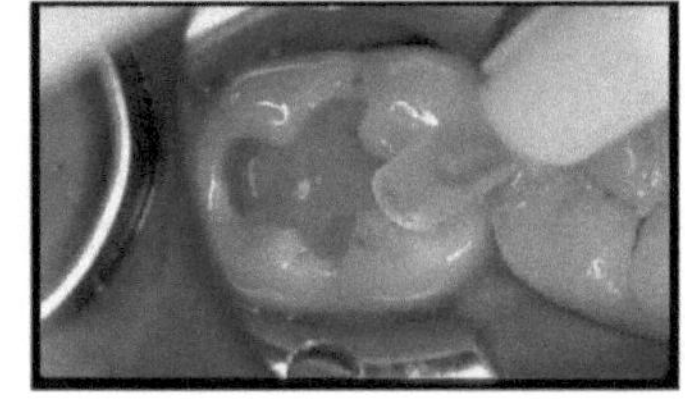

Application of bonding agent

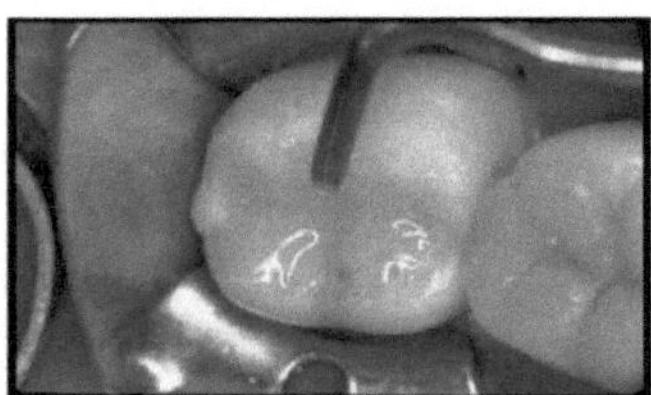

Placement of composite restoration

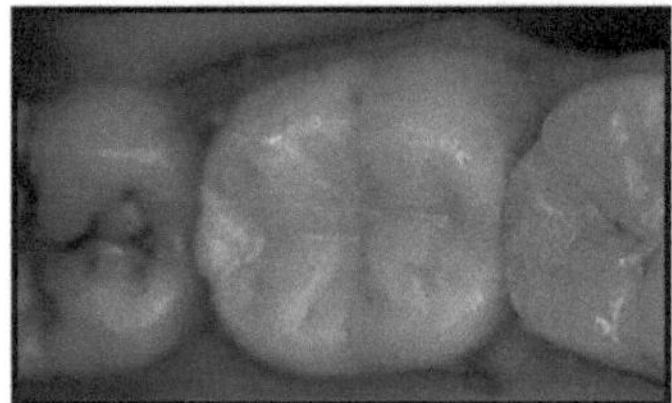

Finished composite restoration

Fig 40

É importante não esfregar o esmalte durante a aplicação do ácido, uma vez que o polimento das barras friáveis e dos seus cristalitos irá reduzir a área de superfície disponível para a ligação. Foi demonstrado que este facto reduz a força de adesão. Esfregar ou friccionar pode empurrar o material descalcificado de volta para os poros que estão a ser formados.

Não existe diferença aparente no grau de irregularidade após a gravação com solução ácida em comparação com um gel ácido. Os géis proporcionam um melhor controlo para restringir a área de condicionamento, mas podem requerer um enxaguamento mais prolongado. O condicionador de esmalte/dentina mais popular na medicina dentária geral é o gel de ácido fosfórico azul. Este gel é dispensado em seringa, tem um contraste de cor adequado, uma consistência suave e uma viscosidade quase ideal para aplicação e enxaguamento limpos, e proporciona um aspeto fosco branco uniforme e bem demarcado. Este condicionador é recomendado sempre que se pretenda um condicionamento extra bom do esmalte, como é o caso dos dentes decíduos.

Os estudos e a experiência clínica indicam que 15 segundos são provavelmente adequados para o condicionamento da maioria dos dentes permanentes jovens. No entanto, existe uma variação individual na solubilidade do esmalte entre pacientes, entre dentes e dentro do mesmo dente, e 30 a 60 segundos podem ser recomendados para molares e dentes adultos. Períodos mais longos não proporcionam mais retenção, mas sim menos retenção, devido à perda de estrutura da superfície. Deve-se ter cuidado ao fazer o condicionamento ácido sobre a desmineralização adquirida e de desenvolvimento. É melhor evitá-la. Se tal for impossível, é importante um tempo de condicionamento curto, a aplicação do selante e a utilização de colagem direta, com especial atenção para que não existam áreas de deficiência adesiva. A presença de evicções, juntamente com a má higiene oral, pode levar a manchas indeléveis de manchas brancas de desenvolvimento subjacentes.

Lavagem

Verifica-se um aumento significativo nos valores de resistência de união quando o esmalte é lavado durante 60 segundos em comparação com 15 segundos. Estas observações foram efectuadas utilizando ácido fosfórico numa concentração de 30% e inferior. A composição química da solução de lavagem não afectou a resistência de união. Verificou-se que a solução de cloreto de potássio a 1% melhorava a resistência da ligação. A presença de contaminantes nas soluções de enxaguamento pós-obturação pode afetar negativamente a resistência de união do compósito. Dado o tamanho dos túbulos dentinários, qualquer contaminante que seja suficientemente pequeno para penetrar ou obstruir o fluxo de monómeros nos túbulos dentinários pode influenciar o processo de polimerização e, em última análise, afetar o desenvolvimento da camada híbrida e a potencial resistência de união. Foi demonstrada uma redução significativa na resistência de união quando foi utilizada solução salina como solução de enxaguamento, devido à presença de iões, que interferiram com a formação da camada híbrida (Eric C. Sung et al 2002).

No procedimento clínico que envolve o condicionamento da dentina com ácido fosfórico, é necessária a remoção completa do condicionador e dos produtos de reação que se formam na superfície da dentina condicionada, uma vez que a remoção completa dos produtos de reação irá interferir com a resistência da ligação (Bates et al 1982). No final do período de condicionamento, o condicionador é lavado dos dentes com um spray de água de redução. Recomenda-se vivamente a utilização de um evacuador de alta velocidade para aumentar a eficiência na recolha da água de lavagem do condicionador e para reduzir a contaminação por humidade nos dentes e nos Dri-Angles. Não deve ser permitida a contaminação salivar do condicionamento ácido (se ocorrer, enxaguar com o spray de água ou voltar a condicionar durante alguns segundos; o paciente não deve enxaguar).

Secagem

Em seguida, os dentes são cuidadosamente secos com uma fonte de ar isenta de humidade e óleo para obter o conhecido aspeto baço e gelado. Os dentes que não apresentarem um aspeto baço e branco-fosco devem ser reenxertados. O esmalte cervical, devido à sua morfologia diferente, tem normalmente um aspeto um pouco diferente do centro e das partes incisais de um dente suficientemente gravado. Não deve ser retocado na tentativa de produzir uma aparência uniforme em toda a superfície do esmalte.

Efeitos da gravura no esmalte

Uma gravação de rotina remove de 3 a 10µm de esmalte superficial. Outros 25 µm revelam alterações histológicas subtis, criando os necessários bloqueios mecânicos. A dissolução localizada mais profunda irá geralmente causar a penetração a uma profundidade de 100µm ou mais. Embora os estudos laboratoriais indiquem que as alterações do esmalte são em grande parte (embora não completamente) reversíveis, pode afirmar-se que o efeito geral da aplicação do condicionador em esmalte saudável não é prejudicial. Isto é reforçado pelo facto de, normalmente, o esmalte ter uma espessura de 1000 a 2000µm (exceto quando se afunila em direção à margem cervical), o desgaste abrasivo do esmalte facial é normal e ocorre a uma taxa de até 2µm por ano, e as superfícies faciais são autolimpantes e não são propensas a cáries. Por outro lado, deve ter-se cuidado quando se efectua o condicionamento ácido de dentes danificados com dentina exposta, fissuras profundas no esmalte ou desmineralização externa ou interna.

Padrão de gravura

Silverstone et al (1975) estudaram as alterações morfológicas produzidas no microscópio eletrónico de varrimento da superfície do esmalte condicionada com ácido. A exposição do esmalte humano a soluções de condicionamento produz três padrões básicos de condicionamento (FIG. 42a).

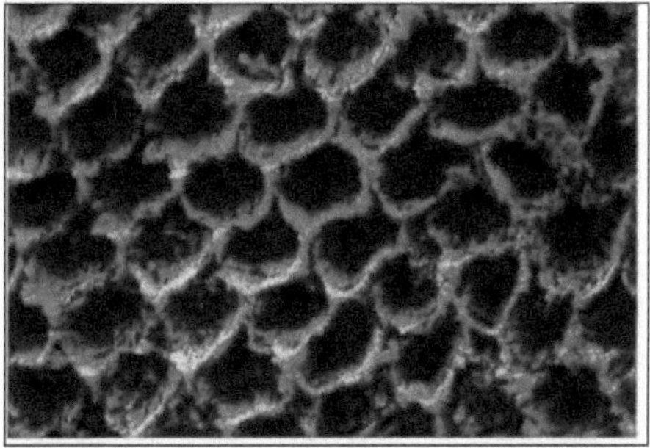

Fig 41. Etching pattern of enamel after acid etching

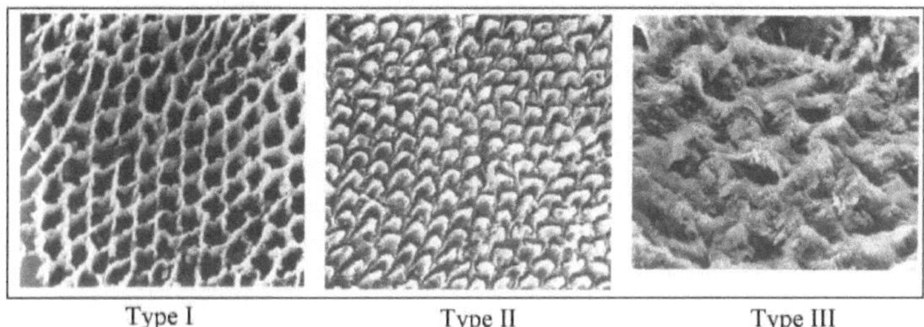

| Type I | Type II | Type III |

Fig 42a. Different types of etching pattern

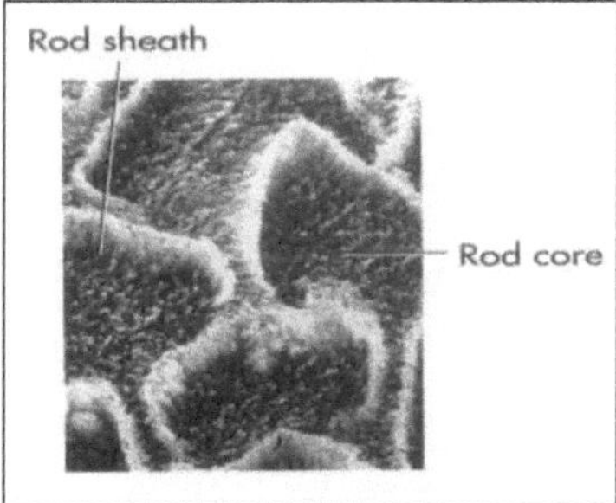

Fig 42b. Acid etched enamel rod core
dissolved to greater extent than rod sheath

Tipo 1

O material do núcleo do prisma é preferencialmente removido, deixando as periferias do prisma relativamente intactas, resultando numa aparência de favo de mel (FIG. 42b). O diâmetro médio dos núcleos dos prismas ocos mede cerca de 3μm. Este padrão é o mais comum dos três tipos observados.

Tipo 2

As regiões periféricas do prisma são dissolvidas preferencialmente, deixando os núcleos do prisma relativamente intactos, resultando numa aparência de paralelepípedos.

Tipo 3

O padrão de gravura contém áreas que se assemelham tanto ao tipo 1 como ao tipo 2, juntamente com algumas áreas distintas onde o padrão de gravura parece não estar relacionado com a morfologia do prisma do esmalte.

Estudos com um microscópio de luz polarizada mostraram que o esmalte sólido gravado com ácido fosfórico é afetado a 3 níveis distintos e pode ser descrito em termos de *três zonas específicas* (Silverstone 1974). *Uma zona gravada superficialmente,* que é uma zona estreita de esmalte com cerca de 10 microns de profundidade que é removida pela gravação. *Uma zona porosa qualitativa* com cerca de 20 microns de profundidade. É tornada porosa pelo ataque ácido e pode ser identificada qualitativamente utilizando luz polarizada. *Uma zona porosa quantitativa* com cerca de 20 microns de profundidade que é qualitativamente indistinguível do esmalte adjacente.

Aumento da porosidade do esmalte

O esmalte é um tecido poroso que contém aproximadamente 0,1% a 0,2% em volume de espaço. Muitos dos poros comunicam para permitir o transporte de fluido tecidular e iões em solução. Poole e os seus colaboradores (1961) demonstraram que o esmalte se comporta como um crivo molecular, permitindo a passagem apenas das moléculas mais pequenas, de tamanho comparável ao da água. O condicionamento ácido aumenta não só o tamanho dos poros para permitir o acesso de moléculas de resina relativamente grandes, mas fá-lo a distâncias de aproximadamente 20 a 30 micrómetros da superfície do tecido.

A diminuição da concentração de ácido fosfórico aumenta a porosidade para maiores profundidades no esmalte. Esta observação tem significado para a profundidade a que a resina pode penetrar no tecido.

Propriedade antimicrobiana dos agentes de corrosão

Lsettembrine et al (1997), da Faculdade de Medicina Dentária da Universidade de Nova Iorque, concluíram que todos os materiais de condicionamento com ácido fosfórico testados demonstraram atividade antimicrobiana contra várias bactérias normalmente encontradas na cavidade oral. Reiteraram também que a adição de agentes antimicrobianos ao ácido fosfórico ou à preparação da cavidade pode não ser necessária, dada a atividade antimicrobiana do ácido fosfórico, se os actuais sistemas de ligação puderem proporcionar e manter uma interface de restauração dentária selada.

Papel dos flourides na gravura do esmalte

O esmalte é solúvel quando exposto a um meio ácido, mas a dissolução não é uniforme. A solubilidade do esmalte aumenta desde a superfície do esmalte até à junção dentina-esmalte. Quando os fluoretos estão presentes durante a formação do esmalte ou são aplicados topicamente na superfície do esmalte, a solubilidade da superfície do esmalte diminui. A concentração de flúor diminui em direção à junção dentina-esmalte. As adições de flúor podem afetar as propriedades químicas e físicas do mineral apatite e influenciar a dureza, a reatividade química e a estabilidade do esmalte, preservando simultaneamente as estruturas de apatite. Quantidades vestigiais de fluoretos estabilizam o esmalte ao reduzir a solubilidade em ácido, diminuindo a taxa de desmineralização e aumentando a taxa de remineralização. As evidências também mostram que os fluoretos tópicos alteram a flora bacteriana oral, aumentando assim a resistência à cárie dentária.

Foi aceite que a água-forte corta o esmalte aparentemente normal durante 15 segundos e o esmalte que mostra sinais de fluoretação durante o dobro desse tempo ou mais.

A utilização de pastas de profilaxia contendo fluoretos e tratamentos tópicos com fluoretos antes do condicionamento ácido está a diminuir lentamente. Não existe praticamente nenhuma evidência de que o flúor incorporado no esmalte antes do condicionamento ácido interfira significativamente com o condicionamento ácido ou afecte significativamente a resistência de união.

É bem conhecido que mesmo o flúor adquirido a partir de

soluções tópicas de flúor aciduladas é pouco retido e facilmente removido em condições orais num curto espaço de tempo. Não existe qualquer contraindicação para a sua utilização antes do condicionamento ácido, uma vez que o flúor destes agentes, incluindo o fluoreto de sódio acidulado ou não acidulado e o fluoreto estanoso, irá muito provavelmente encontrar o seu caminho para os recessos profundos das fossas e fissuras e beneficiará da sua selagem.

Este flúor sólido pode ser retido nas fossas e fissuras mesmo após o condicionamento. Uma vez selado na fissura por um selante, o flúor pode reagir gradualmente com o esmalte (e talvez com a dentina, que está acessível na base de algumas fissuras) para produzir uma estrutura dentária resistente que pode proporcionar proteção contra as cáries, mesmo quando a aplicação do selante já não é feita.

Os fluoretos devem ser evitados como parte da solução de condicionamento ácido ou imediatamente antes da colagem regular. Estudos demonstraram que os fluoretos reagem com a superfície condicionada para produzir produtos de reação que podem interferir com a colagem.

Estes produtos de reação parecem interferir com a penetração óptima do adesivo, resultando numa ligação mais fraca e/ou em ligações que não sobreviverão tanto tempo em condições de humidade oral. É de notar que a lavagem da solução de condicionamento ácido com água contendo 1 ou 2 partes por milhão de flúor não deverá interferir com a obtenção de elevadas forças de ligação.

Absorção de fluoretos no esmalte gravado

A utilização mais importante do flúor é após os procedimentos de colagem de todos os tipos. Durante o condicionamento ácido, a superfície do esmalte é intencional ou involuntariamente condicionada em maior quantidade do que a que é subsequentemente coberta pelo adesivo, como é o caso das áreas interproximais condicionadas por derrame de ácido. O esmalte condicionado é altamente reativo e combina-se facilmente com o flúor, retendo-o muitas vezes mais do que uma superfície de esmalte natural não condicionado. A grande quantidade de flúor assim adquirida pelo esmalte condicionado, mas não coberto, a partir de uma aplicação tópica de flúor, pode conferir à superfície do esmalte condicionado uma maior resistência às cáries, que normalmente têm essa capacidade. De facto, foi sugerido que se utilizasse um condicionamento ácido suave (independentemente dos procedimentos de colagem) antes da aplicação de fluoreto de sódio acidulado, de modo a aumentar as aquisições e a retenção de fluoreto a partir desta fonte.

Retief et al (1986) afirmou que o flúor não está distribuído uniformemente pelo esmalte, a concentração de flúor segue uma distribuição exponencial negativa, sendo mais elevada no esmalte superficial. A perda de esmalte superficial rico em flúor durante o procedimento de condicionamento ácido pode tornar o esmalte mais suscetível à cárie no ambiente oral.

Factores que afectam a gravura no esmalte

TEMPO
Aumento do tempo de aplicação

O alto teor de flúor e os dentes decíduos requerem um tempo de condicionamento mais longo. O aumento do tempo de condicionamento é necessário para melhorar o padrão de condicionamento no esmalte, que é mais prismático do que o do esmalte permanente. Atualmente, utiliza-se por rotina 15 segundos, um tempo suficiente para produzir uma ligação equivalente à produzida por um tempo de condicionamento de 60 segundos.

Tempo de gravação mais curto

C.J. Guba et al (1994) salientaram que os tempos de condicionamento e a consistência do condicionador não eram críticos para a resistência de união do esmalte. Produz uma força de adesão aceitável. Conserva o esmalte e poupa tempo.

Também descobriram que o exame microscópico de um condicionamento de 10 segundos versus um condicionamento de 60 segundos mostrou que o condicionamento do esmalte durante 10 segundos produziu um condicionamento muito superficial comparado com um condicionamento muito profundo com um condicionamento de 60 segundos. No entanto, isto não teve um impacto significativo na resistência à tração. Embora alguns investigadores tenham sugerido que o efeito de condicionamento é reduzido quando a viscosidade de condicionamento do ácido é elevada, este estudo não mostrou qualquer diferença significativa em relação às suas viscosidades.

CONCENTRAÇÃO DE ÁCIDO

Um fenómeno interessante e importante é a existência de uma relação inversa entre o efeito de corrosão do ácido fosfórico e a sua concentração. O fenómeno foi observado e relatado pela primeira vez em 1965 e subsequentemente confirmado por outros. No mesmo tempo de ataque, as concentrações mais baixas de ácido tendem a ser mais destrutivas para o esmalte do que as concentrações mais elevadas (FIG. 43a a f).

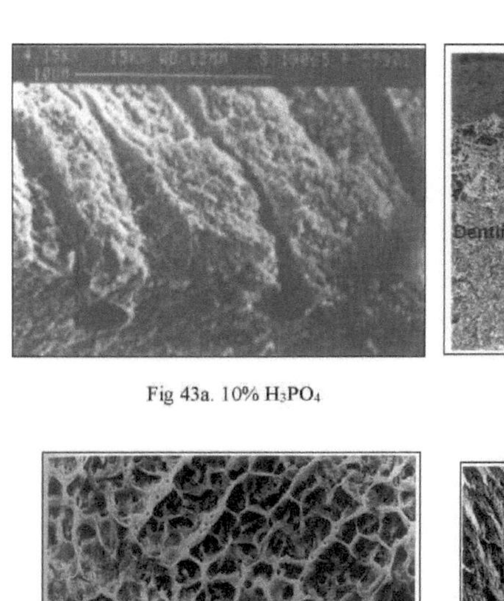

Fig 43a. 10% H$_3$PO$_4$

Fig 43b. 32% H$_3$PO$_4$

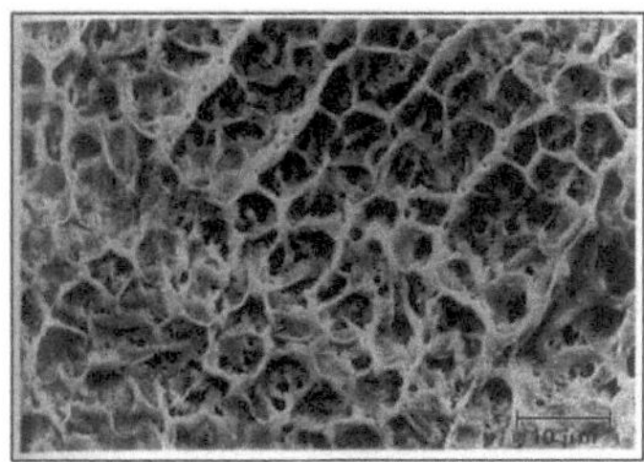

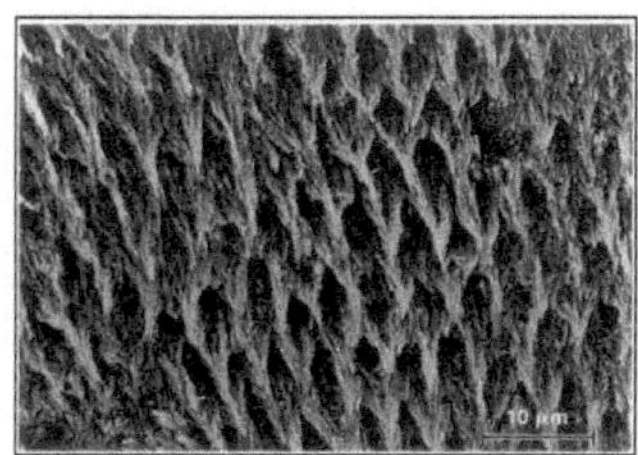

Fig 43c. 35% H$_3$PO$_4$

Fig 43d. 35% H$_3$PO$_4$ for 2 minutes

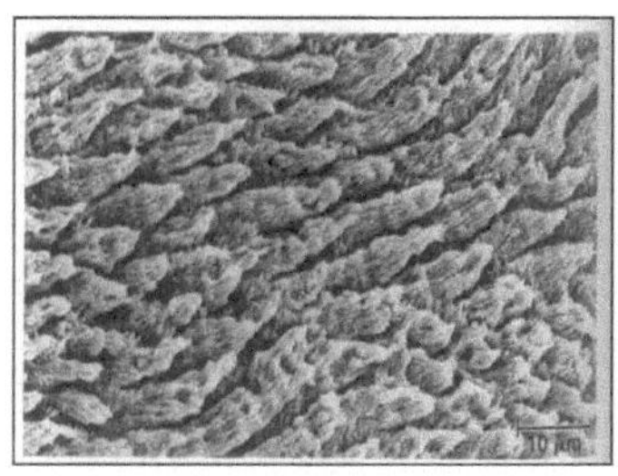

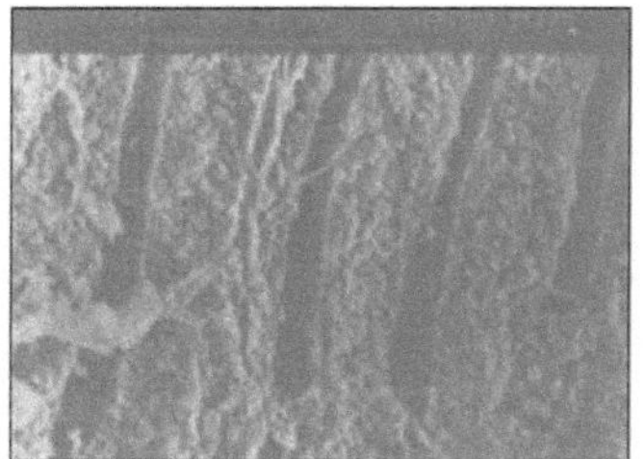

Fig 43e. 36% H$_3$PO$_4$ for 30 secs

Fig 43f. 37% H$_3$PO$_4$

Etching pattern with various concentration of phosphoric acid (SEM)

As concentrações de ácido fosfórico superiores a 65% tendem a apresentar alterações mínimas. As concentrações de ácido que produzem um padrão de corrosão consistente, mais ou menos uniformemente distribuído e relativamente profundo, parecem estar na gama de 30 a 50%. As resistências de ligação são maiores com concentrações de ácido de 30 a 50%, mas a diferença entre os seus valores e os obtidos em superfícies gravadas com ácido de 10 a 70% não é tão grande. A concentração mais elevada de ácido pode não produzir um condicionamento suficientemente profundo para proporcionar uma penetração adequada da resina (formação de "tags") e/ou uma área de ligação suficiente para resistir a tensões mastigatórias repetidas a longo prazo e a outras tensões de deslocação encontradas no ambiente oral.

Num estudo in vitro realizado em substrato bovino por M.J.Shingi et al (2000), concluiu-se que concentrações mais suaves de ácido fosfórico ou ácidos menos agressivos podem ser utilizados para pré-tratar o esmalte para sistemas adesivos e selantes ortodônticos se o potencial de difusão dos monómeros aplicados for suficientemente elevado.

De acordo com Unos (1996), a profundidade da desmineralização aumentou com a concentração do ácido e com o tempo de condicionamento, seguindo uma relação logarítmica.

Chow e Brown (1973) demonstraram que a aplicação de soluções de ácido fosfórico superiores a 27% de ácido fosfórico resultava na formação de fosfato monocálcico mono-hidratado, enquanto o fosfato dicálcico desidratado se formava com concentrações de ácido fosfórico inferiores a 27%. O primeiro produto é facilmente solúvel e seria completamente lavado em situações clínicas.

VARIAÇÕES NAS METODOLOGIAS DE GRAVURA ÁCIDA

Atualmente, o ácido fosfórico é o ácido de eleição, mas é possível que, no futuro, possam ser utilizados outros agentes de ataque ácido, como o ácido pirúvico. No entanto, uma questão controversa é a concentração ideal de ácido fosfórico. As concentrações de ácido fosfórico mais utilizadas na prática clínica excedem os 30% de ácido fosfórico. Isto baseia-se, em parte, nas conclusões do diagrama de fases do sistema ternário de ácido fosfórico ± hidróxido de cálcio ± água. Os autores demonstraram que a aplicação de soluções de ácido fosfórico superiores a 27% de ácido fosfórico resultava na formação de fosfato monocálcico mono-hidratado. Enquanto que o fosfato dicálcico di-hidratado foi formado com concentrações de ácido fosfórico inferiores a 27% de ácido fosfórico. O primeiro produto é facilmente solúvel e seria completamente lavado na situação clínica, enquanto o segundo produto é menos solúvel. Os produtos da reação, se não forem completamente removidos após o procedimento de condicionamento ácido, podem interferir com a ligação das resinas compostas às superfícies de esmalte condicionadas.

Foi determinado o efeito da concentração de ácido fosfórico na resistência de ligação à tração de uma resina composta convencional a superfícies de esmalte condicionadas com 10, 20, 30, 40, 50, 60 e 70% de ácido fosfórico. A resistência de ligação à tração das superfícies de esmalte condicionadas com ácido fosfórico a 70% foi significativamente mais baixa do que as resistências de ligação registadas nas superfícies de esmalte condicionadas com outras concentrações de ácido fosfórico.

A aplicação de uma solução de ácido fosfórico na dentina recém-cortada pode provocar uma reação pulpar. Para evitar o fluxo do ácido fosfórico aplicado nas paredes de esmalte dos preparos para a dentina recém-exposta no fundo dos preparos, foram recentemente introduzidos géis de ácido fosfórico. O objetivo era confinar o

O agente de ataque ácido no local de aplicação pretendido. Recomenda-se que o agente de condicionamento ácido seja aplicado na superfície do esmalte utilizando uma ação de pincelada em vez de fricção. Outra questão que ainda não foi resolvida é a duração óptima do condicionamento com ácido fosfórico.

É surpreendente que alguns autores recomendem que o condicionador deve permanecer na superfície do dente por pelo menos 60 segundos para desenvolver um padrão de condicionamento adequado. A duração do condicionamento ácido é de particular importância no condicionamento ácido do esmalte antes da colagem direta de attachments ortodônticos, uma vez que é praticamente impossível confinar o local de colagem. O flúor não se distribui uniformemente no esmalte, mas permite uma distribuição exponencial negativa com a concentração de flúor na superfície do esmalte.

A perda da superfície do esmalte rica em flúor durante o condicionamento prolongado pode tornar o esmalte adjacente mais suscetível à descalcificação do esmalte durante o tratamento ortodôntico. Os produtos de reação que se formam na superfície do esmalte após o condicionamento com ácido fosfórico devem ser completamente removidos, uma vez que a remoção incompleta pode interferir com a resistência de união. A superfície condicionada deve ser lavada durante pelo menos 15 segundos para remover os produtos de reação.

O dente a ser restaurado deve ser isolado com um dique de borracha para evitar a contaminação da saliva antes do condicionamento ácido e da colocação da resina composta. Recomenda-se geralmente que o esmalte condicionado contaminado com saliva seja lavado e recozido. O'Brien e outros demonstraram, no entanto, que não era necessário voltar a condicionar uma superfície de esmalte contaminada brevemente com saliva, uma vez que uma lavagem completa dessa superfície não tinha um efeito prejudicial na resistência da ligação.

Buonocore M (1955) introduziu uma técnica conservadora simples para a colagem de resinas de restauração ao esmalte. Colocou uma gota de resina acrílica autopolimerizável na superfície vestibular do esmalte do incisivo central superior de dez indivíduos. Uma superfície foi tratada antes da colocação da resina com ácido fosfórico a 85% durante 30 segundos. Observou que o condicionamento ácido do esmalte resultou em superfícies de controlo não condicionadas que duraram menos de 12 horas. Após três décadas de investigação laboratorial e clínica, o método de Buonocore é amplamente adotado e acrescentou uma nova e excitante dimensão técnica à prática da medicina dentária.

Gwinnett, Matsui e Buonocore (1969) sugeriram que a

formação de tags de resina era o principal mecanismo de fixação da resina ao ácido fosfórico. O condicionamento ácido remove cerca de 10 microns da superfície do esmalte e cria uma camada porosa que varia entre 5-50 microns de profundidade.

Quando se aplica uma resina de baixa viscosidade, esta flui para as microporosidades e canais desta camada e polimeriza para formar uma ligação micro-mecânica com o esmalte.

Fusayama et al (1979) introduziram uma técnica de condicionamento ácido tanto para o esmalte como para a parede da cavidade dentinária, utilizando ácido fosfórico a 37% seguido de um agente de ligação à dentina contendo metacriloxietil hidrogénio fenil fosfato (fenil-P). Este melhoramento da força de ligação foi mais alargado e o condicionamento dentinário tornou-se uma prática bastante comum no Japão. No entanto, o conceito de condicionamento total só recentemente ganhou aceitação nos Estados Unidos.

CONDICIONAMENTO ÁCIDO DA DENTINA

Qualquer discussão sobre os efeitos do condicionamento ácido da dentina deve começar com o condicionamento ácido do esmalte. Isto foi proposto pela primeira vez por Buonocore (1955) como uma tentativa de limpar o esmalte, aumentar a área de superfície microscópica para ligação e infiltrar resinas não preenchidas nas porosidades do esmalte. Muitos investigadores ficaram alarmados com o que foi considerado na altura como uma abordagem não convencional e até imprudente ao problema.

Buonocore, Wilernan e Brudevold (1956) não só introduziram o condicionamento ácido do esmalte na medicina dentária, como também foram dos primeiros a tentar unir resinas à dentina condicionada com ácido (7% HCL, um minuto).

O seu sucesso com o condicionamento ácido do esmalte levou-os a tentar o condicionamento ácido da dentina. Ao contrário do esmalte, quando a dentina é condicionada, a sua superfície torna-se rica em proteínas pobres em minerais e tende a ficar mais húmida (Brannstrom e Nordenvall 1977). Infelizmente, o sucesso de Buonocore e dos seus colegas com a dentina nunca se concretizou, porque os materiais de resina relativamente rudimentares que estavam disponíveis na altura não molhavam muito bem a dentina. Buonocore, no entanto, estava bem ciente dos requisitos para uma boa adesão.

Para o sucesso clínico, a dentina condicionada deve ser selada para evitar a sensibilidade e a patologia (Brannstrom, 1981) associada ao aumento da permeabilidade dos túbulos dentinários.

O condicionamento da dentina será definido como qualquer alteração da dentina efectuada após a criação de detritos de corte da dentina, designados por smear layer.

O objetivo do condicionamento da dentina é criar uma superfície capaz de se ligar micro-mecanicamente e, eventualmente, quimicamente a um agente de ligação à dentina.

Objectivos do condicionamento ácido da dentina

♦ Remover a fraqueza intrínseca da smear layer para permitir a adesão à dentina subjacente.
♦ Desmineralizar a matriz dentinária superficial para permitir a infiltração da resina na superfície.
♦ Descobrir a dentina intertubular e peritubular.
♦ Limpar a superfície da dentina sem quaisquer biofilmes.

É importante definir o objetivo do condicionamento ácido da dentina para que, uma vez identificado, esses objectivos possam ser testados de forma científica sistemática.

Como a smear layer é intrinsecamente fraca, o primeiro objetivo é soltá-la ou removê-la para que as resinas adesivas colocadas subsequentemente possam interagir com a matriz de dentina sólida. A maioria das smear layers tem 1 -2 μm de espessura; são compostas por resíduos de corte do tecido materializado sobre o qual se encontram. (Ruse e Smith 1991)

A razão para o condicionamento ácido é a desmineralização da matriz de dentina sólida (dentina intertubular e peritubular) para aumentar a porosidade da dentina. Embora isto seja análogo ao motivo pelo qual o esmalte é condicionado, as porosidades que são produzidas são da ordem de 0,05 - 1-3 μm na dentina peritubular, em vez dos 5-7 μm de diâmetro dos prismas de esmalte. Além disso, o esmalte gravado com ácido pode ser completamente seco, enquanto que na dentina vital e normal isso é muito mais difícil. O esmalte contém poucas proteínas que correm o risco de serem desnaturadas pelo tratamento ácido. A dissolução dos cristalitos minerais de hidroxiapatite do componente de colagénio da matriz dentinária cria porosidades na dentina. Os cristais tendem a estabilizar o colagénio e a evitar a sua desnaturação.

Existe o risco de o ácido utilizado para desmineralizar a dentina poder desnaturar ou enfraquecer o colagénio. Como as proteínas desnaturadas geralmente alteram as suas dimensões, os poros podem tornar-se mais pequenos se o colagénio for desnaturado. Isto pode interferir com a subsequente infiltração de resina e impedir a formação de uma camada híbrida (Nakabayashi, Nakamura e Yasuda 1991). Outro perigo no passo de condicionamento ácido é que a zona desmineralizada pode estender-se, por exemplo, 5 μm para dentro da dentina, enquanto a infiltração de resina pode estender-se apenas 4 μm, deixando uma zona desmineralizada de 1 μm na base da camada híbrida que está desprotegida por mineral ou resina e que pode ser estruturalmente fraca. Se o complexo polpa-dentina puder remineralizar este 1 μm basal desprotegido de dentina desmineralizada (Tatsumi, 1989; Tatsumi e outros 1992), então a camada pode tornar-se tão forte como a dentina normal, em vez de ser uma zona de descolamento que tem sido observada in vitro (Nakabayashi e outros 1991).

Outro objetivo do condicionamento ácido da dentina é a limpeza da superfície da dentina. Muitas vezes, a dentina é inadvertidamente contaminada com sangue durante a preparação da cavidade. O condicionador ácido, ao dissolver a maior parte da camada de esfregaço, tende a fazer flutuar estes biofilmes na dentina quando esta é enxaguada. O pH baixo do condicionador também pode desnaturar as proteínas plasmáticas e a hemoglobina. O objetivo do condicionamento ácido pode variar consoante o material. Se a intenção é simplesmente remover a camada de smear layer, mas deixar os tampões de smear no lugar, como quando se usam cimentos de ionómero de vidro, então tempos de condicionamento curtos com ácidos diluídos parecem ser indicados (Bowen 1978; Pashley e outros 1981; Hamlin e outros 1990a).

No entanto, se se pretender criar uma camada híbrida de resina (Nakabayashi e outros, 1991) na dentina e não sobre a dentina, então é necessário desmineralizar mais profundamente e, no processo, remover os tampões de smear. Isto ainda pode ser conseguido usando ácidos diluídos, mas o tempo de condicionamento pode ter que ser prolongado.

Efeitos do condicionamento da dentina

Os principais efeitos do condicionamento da dentina podem ser classificados como
- a)   Alterações físicas
- b)   Alterações químicas

Alterações físicas

Aumento ou diminuição da espessura e da morfologia da

smear layer alterações na forma dos túbulos dentinários.

Alterações químicas

a) Modificação da fração de matéria orgânica
b) Descalcificação da parte inorgânica

O condicionamento da dentina pode ser efectuado de várias formas

    1) Química

        a) Ácidos

        b) Quelantes de cálcio

2) Térmica

        a) Lasers

3) Mecânica

        a) Abrasão

Quando a dentina é cortada para a preparação da cavidade, os resíduos de corte da dentina formam uma camada fina de esfregaço na superfície. Também são conduzidos para as aberturas dos túbulos dentinários, deslocando o processo de odontoblastos e formando um tampão de esfregaço a uma profundidade inferior a 10 mícrones. O condicionamento químico dissolve a camada de smear layer e parte da dentina peritubular, deixando orifícios cilíndricos cónicos com essa profundidade.

Numa experiência com um macaco, a parede dentinária desmineralizada com um condicionador de gelatina de ácido fosfórico durante 60 segundos foi completamente remineralizada após 4 meses. Estes resultados indicam que o condicionamento não teve um efeito deletério nas fibras de colagénio ou nos processos odontoblásticos, porque a presença de fibras de colagénio mantendo a sua estrutura de ligação cruzada adequada como base para os cristais de apatite se ligarem e dos processos odontoblásticos vitais para fornecer o fosfato de cálcio da polpa é essencial para a remineralização da dentina.

A.J.Gwinnett e M.D.Jendresen (1978) concluíram, a partir das suas experiências e observações, que a superfície da dentina erodida condicionada com ácido é significativamente diferente da superfície da dentina normal condicionada com ácido. Observaram ainda que a profundidade de penetração da resina também é menor na dentina erodida tratada com ácido, onde muitos túbulos permanecem parcialmente ocluídos por depósitos insolúveis intratubulares.

Ruse e Smith (1991) verificaram que, quando foram utilizados agentes condicionadores comuns, foi constatado por microscopia eletrónica de raios X que a superfície mais externa contém apenas 10% ou menos do cálcio e do fósforo inicialmente presentes. Concluíram que o tratamento da dentina com condicionadores ácidos deixa a superfície tão desprovida de cálcio e enriquecida com resíduos orgânicos que os sistemas de ligação subsequentemente colocados devem basear-se em agentes capazes de interagir com os componentes orgânicos da dentina. É improvável que os agentes de ligação que dependem da quelação com o cálcio sejam bem sucedidos quando aplicados à dentina condicionada com ácido, a menos que penetrem na matriz desmineralizada para alcançar a dentina normal e mineralizada.

O condicionamento ácido da dentina não é inofensivo, mas

representa mais uma fonte de irritação aguda para o complexo pulpo-dentinário, para além dos estímulos vibratórios, térmicos, mecânicos e evaporativos que acompanham a preparação da cavidade. No entanto, não é tão irritante como se pensava anteriormente.

Nakabayashi (1982) introduziu o conceito de hibridização. A técnica consiste na aplicação de um ácido, com uma concentração de 10% a 30%, na superfície da dentina. Em 15 minutos, o ácido dissolve seletivamente o componente inorgânico da dentina até uma profundidade de 5 a 10 microns. De seguida, flui no túbulo dentinário até 100 microns, altura em que se difunde lateralmente na dentina peri-tubular até 10 microns.

Tal como no caso anterior, o componente de cálcio é eliminado seletivamente. Em seguida, estes espaços são substituídos por um componente de resina insolúvel que encapsula completamente toda a fibra colagénica exposta.

Também referiu que o condicionamento da dentina com ácido cítrico contendo cloreto férrico seguido de um agente de ligação à dentina contendo 4 META (anidrido de metacriloxietil trimelitato) era um método eficaz de ligação à dentina.

Relativamente ao mecanismo de ligação, propôs que a difusão e impregnação de monómeros na subsuperfície do substrato dentinário pré-tratado e a sua polimerização, criando uma camada híbrida de dentina reforçada com resina. Esta camada híbrida recém-formada pode ser considerada como uma mistura de polímero e componentes dentinários, criando um compósito de resina dentinária. Esta técnica não só melhora a resistência ao cisalhamento da resina à dentina, como também aumenta o potencial contra microfugas e sensibilidade pós-operatória.

Nakabayashi (1985) sugeriu que o tratamento ácido desmineralizou parcialmente uma zona da dentina perto da superfície, facilitando um processo de infiltração de monómeros compatíveis. A resina polimerizada forma uma zona reforçada de dentina na qual um material de restauração à base de resina pode ser colado. A força de ligação não depende do encravamento nos túbulos dentinários.

Kurosaki et al (1987) verificaram que o condicionamento da dentina do pavimento da cavidade clínica permite que a resina composta quimicamente adesiva produza tags de resina de forma cónica, cilíndrica ou tubular, bem como camadas dentinárias impregnadas. Estas alterações melhoram consideravelmente a resistência de união, bem como o selamento da abertura do túbulo.

Interações de superfície de condicionadores de dentina

Remoção da camada de esfregaço

Um dos objectivos de um condicionador de dentina é a remoção da camada de smear layer para proporcionar uma superfície que seja mais adequada para a adesão; no entanto, isto não se aplica necessariamente a todos os sistemas. Por exemplo, o sistema AllBond pode ser utilizado com o condicionador SA-HEMA, que é fracamente ácido e provavelmente modifica a camada de smear layer sem a remover, exceto quando a camada de smear layer é bastante fina.

Alterações da permeabilidade da dentina

A remoção dos tampões de smear resulta num aumento da permeabilidade da dentina, e a taxa de remoção pelo condicionador pode ser examinada através de medições do aumento da permeabilidade para diferentes tempos de aplicação. Isto é controlado pela força do ácido, pela sua concentração e pela existência ou não de componentes modificadores na solução de condicionamento (FIG. 44).

Uma vez que o condicionamento ácido aumenta a permeabilidade e a humidade da dentina, a ligação bem sucedida das resinas adesivas à dentina condicionada com ácido requer a utilização de resinas hidrofílicas que se liguem igualmente bem à dentina peritubular e intratubular. As tendências futuras parecem ser no sentido de diminuir tanto a concentração de ácidos como o tempo de condicionamento da dentina.

Tempo de aplicação do condicionador para obter a máxima permeabilidade

CONDITIONER	Time (sec)
2.5%Nitric Acid	<10-
6%Citric Acid	~15
37%Phosphoric acid	<15
2.5%Maleic Acid	<60
55%HEMA	~12

Desmineralização da superfície da dentina por agentes condicionadores

Os agentes condicionadores não só removem a smear layer, como também causam a desmineralização da dentina subjacente. A perda completa da dentina peritubular ocorreu a 15 micrómetros de profundidade quando foi aplicado ácido fosfórico a 37% durante 60 segundos. As profundidades de desmineralização de 10-15 microns podem ser maiores do que os monómeros podem penetrar eficazmente.

A desmineralização da dentina a uma profundidade superior à que os monómeros podem infiltrar e reforçar a rede de colagénio pode levar a uma diminuição da adesão (Nakabayashi 1989; Kiyomura 1987). Quando o sistema Gluma foi utilizado com vários condicionadores ácidos, a força de ligação diminuiu com a diminuição do PH do ácido utilizado (Asmussen e Bowen, 1987) (FIG. 45).

Do mesmo modo, verificou-se que a resistência de união diminui à medida que a dureza da superfície da dentina diminui quando são utilizadas concentrações de ácido e primários autocondicionantes de várias resistências (Chiba, Itoh e Wakumoto

1989; Ingaki e outros).

A dureza da superfície dá uma indicação da desmineralização da superfície, e um tratamento de 60 segundos com ácido fosfórico de 30-45% de concentração pode reduzir a dureza da superfície para 15-30% do seu valor inicial e causar uma desmineralização de mais de 10 mícrones de profundidade.

Noutro estudo, a perda completa de dentina peritubular ocorreu com 15 microns de profundidade quando foi aplicado ácido fosfórico a 37% durante 60 segundos (Erickson e outros 1991). As profundidades de desmineralização de 10-15 microns podem ser maiores do que os monómeros podem penetrar eficazmente. Cadiaco Mc et al revelaram que tanto o ácido maleico a 10% como o ácido fosfórico a 36% removeram completamente a smear layer e desmineralizaram a dentina, deixando uma camada de rede colagénica.

Efeito no colagénio

Os agentes de condicionamento também podem afetar o colagénio da superfície da dentina. Nakabayashi (1985, 1989) demonstrou que o condicionamento da dentina com ácido fosfórico e ácido cítrico resultou em baixas resistências de ligação quando utilizado com os sistemas adesivos 4META/MMA/-TBB.

No entanto, a adição de cloreto férrico ao condicionador melhorou drasticamente a força de ligação, o que foi atribuído à estabilização do colagénio por iões férricos durante o condicionamento. Foi demonstrado que o ácido fosfórico desnatura as fibras de colagénio que ainda estão rodeadas por cristais de hidroxiapatite devido à sua capacidade de tamponamento (FIG.46a,b).

Alteração da molhabilidade da superfície

Uma vez que a molhabilidade da superfície é o primeiro requisito da adesão, é interessante examinar o efeito que os condicionadores de dentina têm na capacidade de humedecimento da superfície. Verificou-se que a dentina com uma camada de smear layer tem uma tensão superficial crítica de humedecimento. (Benediktson1991). Após o condicionamento da superfície com a solução de EDTA de Gluma foi reduzida para 29,48 dynes/cm e similarmente, o condicionador de Tenure reduziu para 27,27 dynes/cm.

Erickson, em 1989, estudou a região da superfície de espécimes onde todos os sistemas de ligação foram aplicados com a técnica que utiliza ácido fosfórico a 10% como condicionador. Verificou-se a existência de numerosas projecções de resina a partir das etiquetas tubulares que representam a penetração nos canais laterais e indicam a boa humidificação.

Camada de esfregaço

A smear layer, uma consequência acidental da preparação da cavidade com instrumentos rotativos, tem sido objeto de uma investigação considerável. As partículas que permanecem na superfície da dentina após a preparação do dente variam em tamanho de 0,05 a 10µm. Embora tendam a ser irregulares, as partículas maiores têm conjurações semelhantes a placas para se empilharem numa camada que raramente tem mais de 1µm de espessura. A composição destas partículas é semelhante à forma de dentina, que são formadas. A remoção intencional da camada de esfregaço durante os procedimentos de restauração é controversa (FIG. 47).

Uma escola de pensamento sugere que, pelo facto de a smear layer ocluir os túbulos dentinários, impede a invasão bacteriana. Outros defendem a remoção da camada de smear layer para melhorar a adesão dos materiais de restauração adesivos e encorajar a entrada de tags nos orifícios alargados dos túbulos dentinários. Um outro argumento a favor da remoção é que a smear layer, embora composta principalmente por material inorgânico, pode ter um componente orgânico significativo, incluindo bactérias viáveis e os seus subprodutos, que podem constituir um reservatório de substâncias irritantes. Assim, a remoção completa da camada de esfregaço seria consistente com a eliminação de substâncias irritantes.

Quando a dentina normal é cortada com uma broca, os resíduos de trituração são forçados a entrar nos túbulos abertos para formar tampões de esfregaço de comprimento variável. Além disso, os seus resíduos de trituração são polidos sobre os tampões de esfregaço para formar uma camada de esfregaço.

A combinação da smear layer e dos tampões de smear forma uma unidade fisiológica que é responsável pela redução da permeabilidade da dentina preparada. O comprimento dos tampões de esfregaço pode depender do diâmetro dos túbulos.

Os túbulos dentinários são cones invertidos com as bases na superfície pulpar da dentina. Assim, seria de esperar que a dentina profunda tivesse smear plugs mais longos do que a dentina superficial com túbulos de menor diâmetro (Van Meerbeek e outros, 1992). Se os tampões de smear são tão longos que os iões de hidrogénio nos primers ácidos não os conseguem alcançar no tempo de aplicação típico de 30-60 segundos, então estes agentes podem remover a smear layer mas não aumentam a permeabilidade da dentina. Se estes primários removerem tanto a smear layer como os tampões de smear, então a permeabilidade da dentina aumentará para valores próximos do máximo. Adicionalmente, os tags de resina de diferentes comprimentos penetram obviamente mais nos túbulos que não têm tampões de smear do que nos túbulos que contêm tampões residuais.

H. Koibuchi et al (2001) concluíram que o primário auto-condicionante pode constituir uma alternativa eficaz ao condicionador de ácido fosfórico convencional no condicionamento da superfície do esmalte para assegurar uma ligação duradoura e um selamento marginal da restauração de resina composta. Os sistemas de ligação autocondicionantes que funcionam com camadas de smear intactas simplificam muito os procedimentos clínicos de adesão. No entanto, recomendaram que se adiasse a decisão final até se obterem mais dados clínicos.

O componente mineral da smear layer pode ser dissolvido em poucos segundos de condicionamento, dependendo do pKa do ácido, do seu pH, da concentração química e da viscosidade. A fase de colagénio da camada de esfregaço é ácida, insolúvel e, presumivelmente, permanece na superfície gravada.

Efeito da camada de esfregaço na resistência da ligação

A retenção da camada de smear layer não só reduz a permeabilidade da dentina (Pashley, Michelich e Kehl, 1981), mas pode evitar a diminuição da resistência de união observada com alguns sistemas de união à medida que a dentina mais profunda é preparada (Prati, Pashley e Montanari, 1991; Tao, Tagami e Pashely, 1991). Também reduz muito os efeitos da pressão pulpar na resistência de união (Tao e Pashely, 1989). Assim, existem muitas razões para manter a smear layer como substrato de ligação. Alguns investigadores recomendam que a smear layer seja removida com vários ácidos para otimizar a ligação dos materiais de restauração à dentina, enquanto outros consideram que pode ser deixada, mas modificada, uma vez que a sua presença reduz a permeabilidade da dentina (Stanley, 1989; Brannstrom, 1981; Schulein, 1988) (FIG. 47).

Efeito dos condicionadores químicos na camada de esfregaço

Inokoshi e outros (1989) investigaram os efeitos de uma vasta gama de condicionadores de dentina e agentes de ligação. Este estudo demonstrou diferenças na profundidade da descalcificação da dentina, bem como na espessura das camadas híbridas resultantes (dentina e resina). A camada híbrida resulta quando as resinas são aplicadas à dentina condicionada.

Todos os condicionadores investigados são capazes de remover a camada de esfregaço, mas nem todos removerão os tampões dos túbulos. Foi posteriormente demonstrado que a química do condicionador aplicado (Suizaki, 1991) afecta a espessura da camada híbrida resultante. Isto pode dever-se à interação com o colagénio na zona descalcificada exterior.

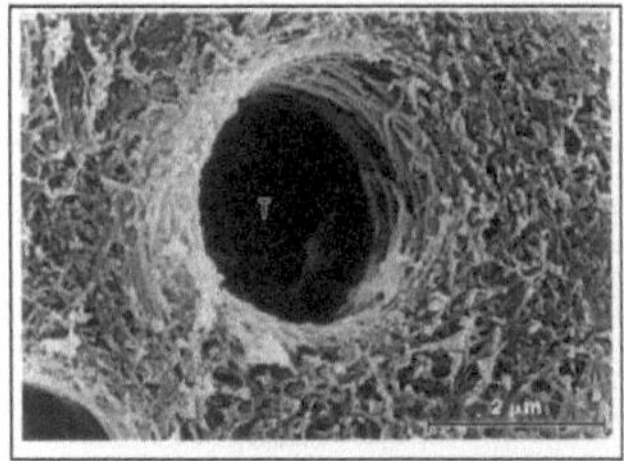

Fig 44. Intertubular porosity

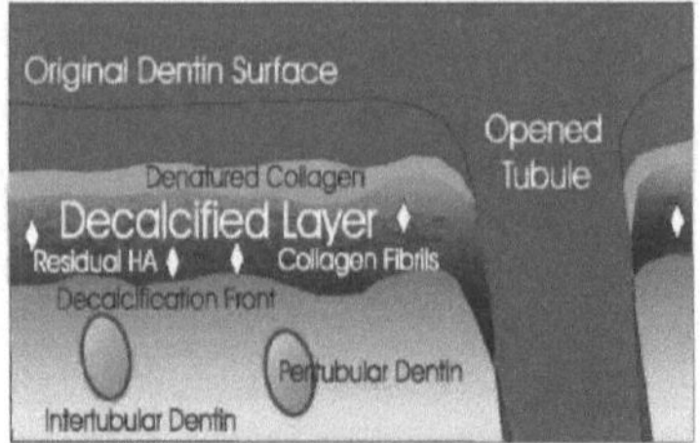

Fig 45. Acid conditioning stage

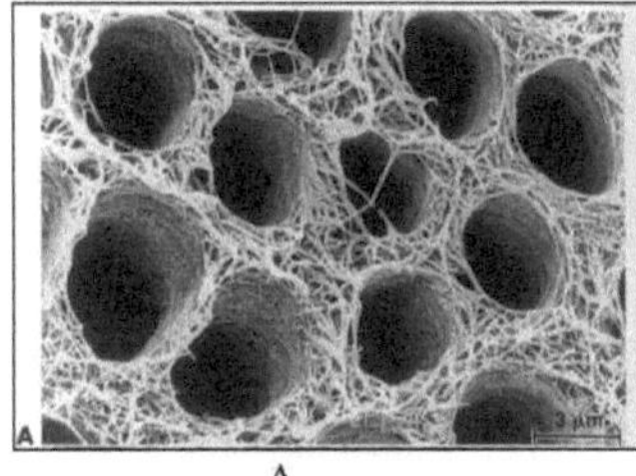

A

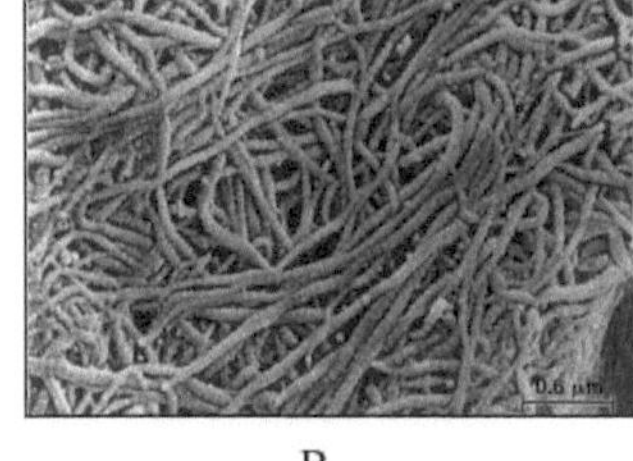

B

Fig 46. A.   SEM of etched dentin showing exposed collagen fibers,
B. A higher magnification showing collagen banding

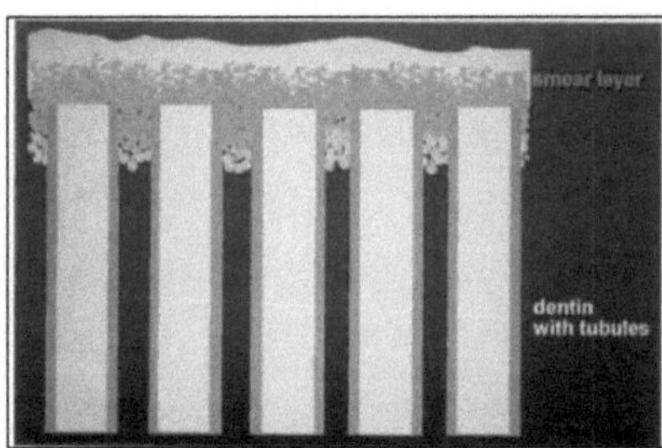

Fig 47. Impregnation of smear layer

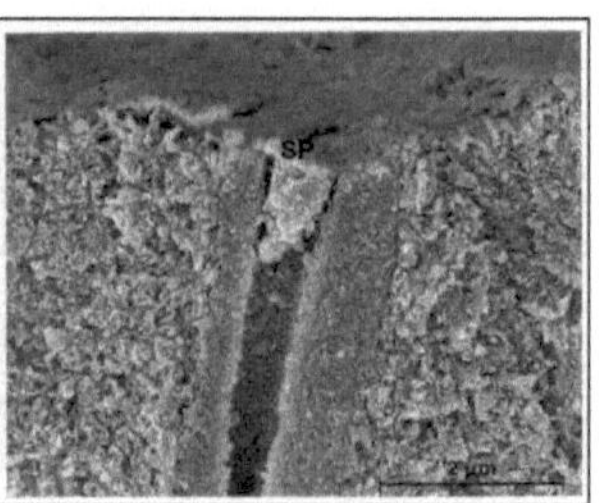

Fig 48. SEM of a smear plug
blocking entrance of dentinal
tubule

Superfície de dentina húmida versus seca

A dentina vital é inerentemente húmida, pelo que a secagem completa da dentina é difícil de conseguir clinicamente. A água tem sido considerada um obstáculo para a obtenção de uma adesão efectiva das resinas à dentina. A técnica de "ligação húmida" evita as alterações espaciais (ou seja, colapso do colagénio) que ocorrem após a secagem da dentina desmineralizada (FIG. 49). Estas alterações podem impedir que os monómeros penetrem no labirinto de nano canais formados pela dissolução dos cristais de hidroxiapatite entre as fibras de colagénio.

Foi demonstrado repetidamente que a técnica de ligação húmida aumenta a resistência da ligação porque a água preserva a porosidade da rede de colagénio disponível para a interdifusão dos monómeros. Se a superfície da dentina for seca com ar, o colagénio sofre um colapso imediato e impede a penetração dos monómeros de resina.

Quando a dentina condicionada é seca com uma seringa de ar, a força de ligação diminui substancialmente, especialmente para o sistema adesivo de dentina à base de acetona e etanol. Quando a água é removida, as caraterísticas elásticas do colagénio podem perder-se. O colapso das fibras de colagénio após a secagem pode, portanto, ser o resultado da alteração do arranjo molecular. Enquanto no estado húmido, grandes espaços separam as moléculas de colagénio umas das outras, no estado seco, as moléculas estão dispostas de forma mais compacta (FIG. 50). Isto acontece porque os espaços fibrilares extra no colagénio tipo 1 hidratado são preenchidos com água, enquanto que o colagénio seco tem menos espaços fibrilares extra abertos para a penetração dos monómeros incluídos nos sistemas adesivos. Durante a secagem ao ar, a água que ocupa os espaços interfibrilares previamente preenchidos com cristais de hidroxiapatite é perdida por evaporação, resultando numa diminuição do volume da rede de colagénio para aproximadamente um terço do seu volume original. Quando a dentina desmineralizada seca ao ar é molhada novamente com água, a matriz de colagénio pode expandir-se novamente e recuperar o seu volume original.

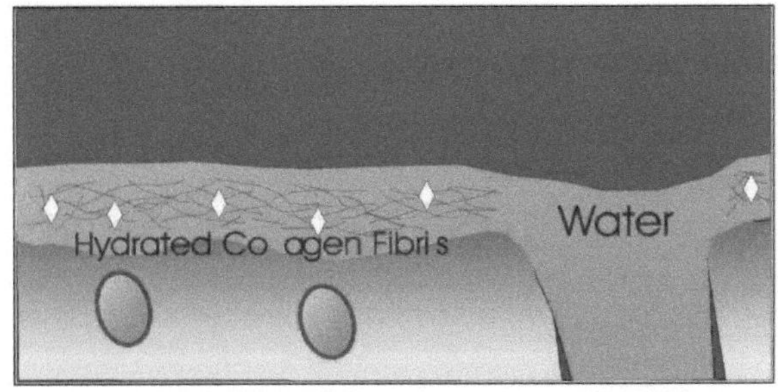

Fig 49. Moist dentin surface – Dynamics

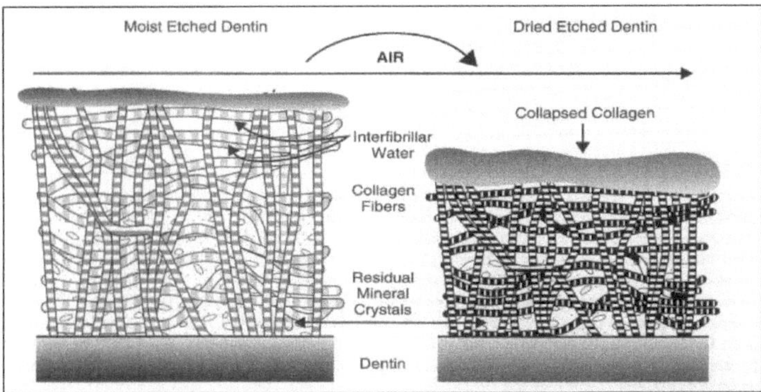

Fig 50. Collapse of etched dentin by air drying

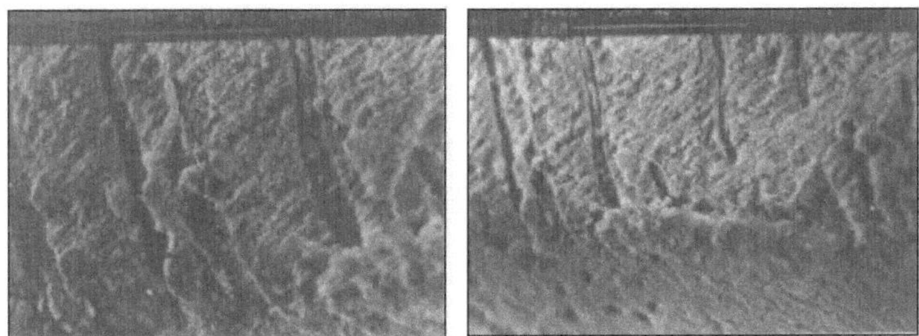

Fig 51. Etching pattern of dentin, etched with maleic acid

dimensões primárias para os níveis do estado hidratado original. Esta reexpansão espacial ocorre porque os espaços entre as fibras são novamente preenchidos com água e porque o próprio colagénio de tipo 1 é capaz de sofrer uma expansão após a reidratação.

Factores que afectam o condicionamento da dentina

TEMPO
Duração da aplicação

Brannstrom e os seus colegas conseguiram boas ligações da resina à dentina utilizando uma aplicação de cinco segundos de ácido fosfórico a 37% (Brannstrom, Johnson e Nordenvall, 1979). Talvez 30 segundos de ácido fosfórico a 5% tivessem sido igualmente eficazes.

O mesmo agente pode remover a smear layer em cinco segundos, pode causar descalcificação considerável se deixado no local por 30 segundos e produzir danos pulpares começaram a aparecer usando ácidos menos concentrados com pesos moleculares mais altos e intervalos de tempo mais curtos, como o ácido tânico 25%, ácido poliacrílico 25%, deduzindo 0,09% (power & outros, 1982; Van de Voorde, Gerdts e Muexhision 1988) ácido fórmico tamponado e ácido 2-butírico (Mjor e outros 1982) que produziram respostas pulpares mínimas.

Tagarni e outros (1999) compararam uma série de ácidos quanto à sua capacidade de limpar os túbulos de smear layers e smear plugs, medindo o aumento da condutância hidráulica da dentina coberta por smear layer em função do tempo de condicionamento. Presumivelmente, a mesma quantidade de desmineralização estava a ocorrer na dentina intertubular. Blosser e outros (1989) referiram que o condicionamento da dentina normal durante 20-30 segundos com ácido nítrico a 2,6% era tão eficaz na remoção da smear layer e na abertura dos túbulos dentinários como 50 ou 60 segundos de condicionamento.

Os tempos de condicionamento também podem ter de ser ajustados quando se tenta condicionar dentina esclerótica, tal como dentina cariada escavada ou superfícies radiculares cervicais desgastadas. Dluke e Lindemuth (1990-1991) demonstraram que esta dentina é muito menos condicionável e mais resistente ao ataque ácido do que a dentina normal.

Presumivelmente, isto deve-se ao facto de grande parte ser constituída por whitlockite, uma forma de fosfato de cálcio relativamente resistente aos ácidos. Assim, as condições de condicionamento necessárias para criar uma camada híbrida em estanho esclerótico ainda não foram demonstradas. Num estudo in vitro realizado na Faculdade de Medicina Dentária da Universidade de Istambul, foram obtidas as seguintes conclusões Benderli (1999)

A aplicação de ácidos fortes (cloreto férrico/ácido cítrico ou ácido fosfórico) a uma superfície de dentina durante 15 segundos proporcionou valores de resistência de união significativamente mais elevados do que as aplicações de 60 segundos. A aplicação de ácidos fracos (ácido maleico ou Na-EDTA) à dentina durante 15 segundos diminuiu significativamente os valores de resistência de união em comparação com aplicações de 60 segundos.

O valor mais elevado do ácido mais fraco e o valor mais baixo do ácido mais forte (ácido fosfórico) para o mesmo período (60 segs) não foram estatisticamente significativos. Os valores mais elevados de resistência de união foram obtidos com a aplicação de ácido maleico (60 segs) ou ácido fosfórico15 segs ou cloreto férrico/ácido cítrico 15 segs.

N. Brannstrom e K. J. Nordenvall (1977), no seu estudo, mostraram que o condicionamento de cavidades preparadas com ácido fosfórico a 37% durante 30 segundos e 2 minutos não demonstrou qualquer diferença na aparência do esmalte e da dentina. Embora o condicionamento ácido pudesse abrir os túbulos dentinários, apenas se formaram marcas incompletas quando a resina de ligação ao esmalte foi forçada a entrar neles. Isto produziu uma restauração com uma adaptação marginal insuficiente.

Redução do tempo de aplicação dos agentes condicionadores

Em 1977, Brannstrom e Nordenvall notaram uma diferença demonstrável entre as superfícies dentinárias condicionadas durante 15 segundos ou dois minutos e recomendaram tempos de condicionamento mais curtos. Isto parecia ser o início de uma nova fase no condicionamento da dentina.

Concentração

Y. Benderli (1999) estudou o efeito de vários tratamentos com ácido dentinário na resistência de união à tração do compósito à dentina. Concluiu que a aplicação de ácidos fortes, tais como o cloreto férrico ou o ácido fosfórico, à superfície da dentina durante

15 segundos, proporcionou valores de resistência de união significativamente mais elevados do que a aplicação durante 60 segundos. Afirmou também que a aplicação de ácidos fracos, como o ácido maleico, à dentina durante 15 seg., mostrava uma diminuição dos valores de resistência de união em comparação com a aplicação de 60 seg. Isto deve-se ao facto de os ácidos fracos removerem a camada de esfregaço após um aumento do tempo de condicionamento.

Por outro lado, os ácidos fortes removem a smear layer em 15 segundos e, quando aplicados durante um longo período de tempo (60 segundos), removem tanto a smear layer como a dentina peritubular. Isto faz com que o conteúdo proteico suba para a superfície da dentina, resultando numa força de ligação.

Efeito dos aditivos

Os aditivos à solução ácida podem afetar a taxa de remoção da smear layer e dos tampões, como se mostra na tabela. A adição de 55% de HEMA a 2,5% de ácido maleico mais do que duplica o tempo necessário para atingir a permeabilidade máxima, apesar de o PH medido ser o mesmo.

Este facto pode ser explicado pela absorção de HEMA nos cristais de hidroxiapatita, protegendo-os assim da dissolução Também se demonstrou que a permeabilidade diminui quando se adiciona oxalato de alumínio ou férrico à solução de condicionamento de ácido nítrico.

A adição de 6,8% de oxalato a 2,5% de ácido nítrico fez com

que a permeabilidade descesse abaixo do valor inicial da camada de esfregaço quando foram utilizados tempos de aplicação de 30-60 segundos. Um aumento inicial da permeabilidade foi seguido de uma diminuição acentuada, presumivelmente devido à precipitação de fosfato de alumínio ou férrico e oxalato de cálcio nos túbulos.

O condicionador Tenure, com apenas 2,5% de oxalato de alumínio, não foi tão eficaz na redução da permeabilidade. B.E. Causton et al., (1984) mostraram que uma aplicação de dez minutos de solução mineralizadora ITS sobre a dentina, melhorou o desempenho do ácido fosfórico a 37% como promotor de adesão em combinação com NPG-GMA (N-fenilglicina com metacrilato de glicidilo) um primário quelante.

Hosada et al. e Sauk et al. (1989) referiram que quando foi utilizada a nova geração do sistema de ligação clearfil liner, em que trataram a dentina com ácido cítrico a 10% contendo 20% de cloreto de cálcio. Esta elevada concentração de cálcio presente pode estabilizar o colagénio durante o condicionamento da superfície, mas também pode diminuir a extensão da desmineralização da hidroxiapatite por um efeito iónico comum.

Viscosidade

A viscosidade das soluções utilizadas para o condicionamento ácido tem um efeito significativo na quantidade de desmineralização. Muitos agentes de corrosão são propositadamente espessados para melhorar o manuseamento e limitar a sua distribuição nos dentes. Contudo, a difusão livre abranda à medida que a viscosidade aumenta, pelo que os géis requerem mais tempo de condicionamento do que os líquidos ou, dito de outra forma, os géis condicionam menos a dentina do que os líquidos com a mesma concentração de ácido e o mesmo tempo de condicionamento (Takahashi Suzuki e Naka, 1991; Erickson 1992).

De acordo com o estudo realizado por C.J. Guba (1994), quando três condicionadores de diferentes viscosidades foram comparados ao microscópio eletrónico de varrimento, o gel líquido e o gel fino produziram um padrão de gravação mais uniforme do que o gel espesso. Para além disso, o gel fino parece produzir o padrão mais bem definido dos três condicionadores.

A força de ligação à tração média mais elevada foi registada pelo ácido fosfórico em gel fino (207,2<52,8kg /cm^2). O grupo de ácido fosfórico líquido condicionado durante 10 segundos teve a resistência de união à tração mais baixa (150,3, 46,3 kg/cm^2). A principal vantagem da utilização de um gel é que permite um melhor controlo da solução ácida ao condicionar vários dentes e outros locais de difícil acesso Brannstrom, Nordnwall (1977). Estudos morfológicos não mostraram diferenças significativas com base na viscosidade do condicionador.

Peso molecular

Uma outra variável importante é o peso molecular ou o tamanho do condicionador, uma vez que a difusão varia inversamente com o peso molecular. Embora este facto não varie muito para muitos ácidos (pesos moleculares: ácido nítrico, 63; ácido fosfórico, 98; ácido cítrico, 192).

É mais significativo com os ácidos poliacrílicos, que podem ter pesos moleculares que variam de 5000 a 25 000 ou mais, o que diminui os seus coeficientes de difusão. Se também fossem viscosos, ambos os efeitos se somariam para limitar os seus efeitos de gravação.

Camada de esfregaço

Túbulos de esfregaço (Pashley e outros, 1988a; Van Meerbeck e outros, 1992). O seu comprimento (2-6 µm) é muito maior do que a espessura da camada de esfregaço. São os tampões de esfregaço que são responsáveis pela maior parte da redução da permeabilidade da dentina.

Brannstrom, Nordenvall e Glantz (1980) defenderam o tratamento da dentina com EDTA diluído (0,2%) para remover a camada de esfregaço sem remover os tampões de esfregaço.

Isto pode ser conseguido, mas os tampões de esfregaço impedirão a penetração da resina adesiva nos túbulos. (Hamlin, Samarawickrama e Lynch 1990b). Nalgumas condições isto pode ser desejável, enquanto noutras pode diminuir a resistência de união abaixo do que poderia ter sido alcançado se a resina tivesse penetrado e aderido à dentina peritubular.

No entanto, a consideração de Bergenholitz (1982) sobre este ponto de vista é questionável, uma vez que os microrganismos solitários, em particular os anaeróbios, com elevadas exigências de condições de crescimento adequadas, provavelmente não sobreviveriam ou se multiplicariam no leito dentinário, onde o fornecimento nutricional é pobre e onde os microrganismos estariam expostos aos factores de defesa do hospedeiro nos fluidos dos túbulos dentinários. Em geral, a maioria dos materiais são tóxicos e bactericidas quando são preparados frescos, mas perdem os seus efeitos antibacterianos à medida que curam e envelhecem (Hensten - Pettersen, 1987, 1986 Meryon, 1988). Nos primeiros dias, a amálgama e o cimento de silicato são tão antimicrobianos como o óxido de zinco eugenol, mas os efeitos antibacterianos do óxido de zinco eugenol duram muito mais tempo (Tobias, 1988).

Originalmente, os seguidores do conceito de Brannstrom colocavam grande ênfase na presença ou ausência de microrganismos na camada de esfregaço. Novrdenvall, Brannstrom e Torstenson (1979) previram que se um microrganismo fosse deixado na camada de esfregaço, mais de 100 biliões de organismos se desenvolveriam em 24 horas se as condições fossem favoráveis.

No entanto, a consideração de Bergenholitz (1982) sobre este ponto de vista é questionável, uma vez que os microrganismos solitários, em particular os anaeróbios, com elevadas exigências de condições de crescimento adequadas, provavelmente não sobreviveriam e/ou multiplicar-se-iam no pavimento dentinário, onde o fornecimento nutricional é pobre e onde os microrganismos estariam expostos a factores de defesa do hospedeiro nos fluidos dos túbulos dentinários.

Consequências da remoção da camada de esfregaço

Um grande problema associado ao condicionamento da dentina é o aumento da humidade que resulta quando a camada de smear layer é removida. Brannstrom e Nordenvall (1977) apresentaram evidências que indicam que a superfície da dentina diminui a capacidade das resinas hidrofóbicas de molhar essa superfície, levando a uma má adesão.

Recentemente, este problema foi parcialmente resolvido através da utilização de resinas hidrofílicas, como o HEMA, em concentrações que variam entre 35 e 55% (Scotchbond 2, Gluma), o que proporciona uma maior resistência de união à dentina. Estas resistências de união mais elevadas são possíveis porque estes sistemas removem as limitações da smear layer através do condicionamento ácido (ácido maleico em Scotch bond 2) ou do condicionamento por quelação (EDTA 0,5M em Gluma) da superfície. Se utilizados corretamente, estes agentes removem a camada de smear layer e aumentam a resistência de união, mas também aumentam a permeabilidade da dentina.

Isto levanta a questão da toxicidade dos agentes de condicionamento para a polpa. Hamin, Lynch e Sarnarawickarama (1990), num estudo in vitro, demonstraram que a aplicação de uma solução de nitrato de alumínio e ácido oxálico durante cinco segundos era tudo o que era necessário para remover os tampões de Smear.

Oxalato férrico utilizado para dissolver a camada de esfregaço

Bowen, Cobb e Rapson (1982) introduziram a técnica do oxalato férrico acidificado mordente, posteriormente substituída pelo oxalato de alumínio, que dissolvia a smear layer e a smear layer originais. Stanley, Bowen e Cobb (1984) e Bowen e outros (1989) encontraram muito poucas respostas pulpares, devido ao bloqueio dos túbulos dentinários com a nova camada de esfregaço artificial.

Blosser R.L (1987) indicou que a utilização de uma solução

purificada de oxalato férrico é ineficaz na remoção do material de superfície manchado, quer da dentina quer do esmalte. A remoção desta camada superficial manchada, anteriormente associada à solução de oxalato férrico, deveu-se aparentemente à presença de ácido nítrico residual da síntese comercial de oxalato férrico em pó. Blosser e Bowen (1988) e Blosser e outros (1989) também descobriram que soluções de nitrato de alumínio (2,5%) e ácido oxálico (1,5%) ou apenas 2,4% de ácido nítrico e 5,7% de NPG (N-fenilglicina) aplicados durante 60 segundos eram agentes condicionadores igualmente eficazes sem o oxalato férrico ou de alumínio.

Formação de precipitados insolúveis

Outra abordagem para evitar a fraqueza intrínseca da smear layer (Pashley 1991) é removê-la, mas usar algum do mineral na smear layer para reagir com iões no condicionador para formar precipitados insolúveis que aderem uns aos outros e à matriz dentinária subjacente mais firmemente do que as partículas originais da smear layer. Um exemplo desta abordagem foi a utilização de oxalato férrico que, num ambiente ácido, pode formar cristais insolúveis de fosfato férrico (Eick 1992), oxalato de cálcio e várias formas de fosfato de cálcio. É interessante especular que os iões férricos ou de alumínio podem também estabilizar o colagénio da dentina ou outras macromoléculas durante o passo de desmineralização.

Um argumento contra esta noção é a observação de que o colagénio da dentina exposto durante o passo de condicionamento no sistema de ligação Mirage (Chamelon Dental products) (ácido nítrico a 2,5% contendo 4% de N-fenilglicina) mantém a sua ligação cruzada. Este facto sugere que não é desnaturada pelo tratamento ácido. No entanto, alguns laboratórios registam uma resistência de união relativamente baixa com este sistema e afirmam que a união falha na interface dentina-resina.

Tampões para esfregaços

Brannstrom e Johnson (1974) verificaram que podiam remover a maior parte da camada de esfregaço, mas deixar os tampões de esfregaço nos túbulos, quando inicialmente esfregavam a superfície durante cinco segundos com soluções de fluoreto microbicidas e depois deixavam-na durante os restantes 60 segundos (FIG. 48).

Resultado da remoção de tampões de esfregaço

A remoção dos tampões de smear por condicionadores ácidos pode resultar no fluxo de fluido dentinário dos túbulos para a superfície da dentina, o que pode interferir com o processo de adesão. A estimulação in vitro do fluxo de fluido para a superfície demonstrou que a adesão é afetada negativamente pelo aumento da permeabilidade.

Efeito da presença de humidade à superfície

Também as medições quantitativas da humidade da superfície demonstraram que a adesão pode ser significativamente reduzida por quantidades muito pequenas de água na superfície. Esta humidade não tem necessariamente de provir dos túbulos dentinários, mas pode dever-se a uma secagem inadequada da superfície do dente após a aplicação de um primário à base de água.

Qualquer que seja a fonte, a fisissorção de um promotor de adesão pode ser perturbada por pequenas quantidades de humidade, o que afectaria a capacidade do agente de ligação de molhar a superfície.

Condicionadores na superfície da dentina

As concentrações dos ácidos devem ser reduzidas para níveis isotónicos (aproximadamente 1%) com os fluidos corporais. Os tempos de condicionamento ácido devem ser limitados ao necessário para produzir uma ligação óptima. Idealmente, a profundidade do condicionamento ácido não deve exceder 1-2 µm, não deve desnaturar o colagénio e deve deixar restos residuais de tampões de esfregaço nos túbulos para manter a permeabilidade da dentina a um nível baixo.

Os efeitos químicos dos condicionadores estão geralmente limitados aos 5µm superiores da dentina e, em alguns casos, aos 0,1 µm superiores da superfície. O estudo destas alterações químicas é melhor efectuado através de técnicas de análise de superfície, utilizando a espetroscopia de fotoelectrões de raios X, que recentemente relatou que a composição elementar da dentina fracturada e a da dentina coberta pela smear layer eram muito semelhantes. A aplicação de H_2O_2 a 3% nas camadas de esfregaço não produziu efeitos detectáveis. Quando se permitiu que o adesivo Scotchbond Dual Cure reagisse com a smear layer durante dois minutos, produziu-se uma desmineralização da superfície que se limitou aos 0,05 mm exteriores da smear layer. O tratamento da dentina com ácidos esgotou severamente a superfície de cálcio e fosfato. Todos estes condicionadores reduziram a concentração superficial de cálcio e fosfato. Para além disso, as superfícies ficaram enriquecidas com grupos de álcool quando tratadas com Scotchprep (HEMA), grupos de carbonilo com Tenure Conditioner (oxalato) e grupos de carboxilo quando tratadas com Gluma Cleanser (EDTA). Além disso, não encontraram alumínio remanescente na superfície após o tratamento com Tenure Conditioner (oxalato de alumínio). Mais importante ainda, uma vez que a espetroscopia de fotoelectrões de raios X fornece informações sobre as energias de ligação de vários grupos químicos, não encontraram evidências de quaisquer alterações nas energias de ligação de grupos reactivos na dentina que assinalassem o desenvolvimento de ligação primária. O tratamento da dentina com condicionadores ácidos deixa a superfície tão desprovida de cálcio e enriquecida com resíduos orgânicos que os sistemas de ligação subsequentemente colocados devem basear-se em agentes capazes de interagir com os componentes orgânicos da dentina. É improvável que os agentes de ligação que dependem da quelação com o cálcio sejam bem sucedidos quando aplicados à dentina condicionada com ácido, a menos que penetrem na matriz desmineralizada para alcançar a dentina mineralizada normal

A espetroscopia de fotoelectrões de raios X (XPS) combinada com a espetrometria de massa de iões secundários (SIMS) é muito útil no estudo dos efeitos dos tratamentos de condicionamento na superfície da dentina. A utilização de feixes de iões para corroer a superfície em condições controladas permite a realização de análises de perfil de profundidade. A espetroscopia de raios X por dispersão de energia (EDS) não tem a capacidade de restringir a análise à superfície, uma vez que penetra vários micrómetros na superfície. No entanto, tem a vantagem de ter uma alta resolução (tamanho do ponto) e pode fornecer mapas da distribuição dos elementos.

Nenhuma destas técnicas analíticas de superfície pode determinar se a estrutura terciária do colagénio é normal ou até que ponto as resinas humedeceram as superfícies da dentina. Assim, a microscopia eletrónica de transmissão e de varrimento continua a ser um importante instrumento de investigação nesta área.

A concentração dos ácidos utilizados para condicionar a dentina está a evoluir para concentrações mais baixas do que a concentração inicial de 37% de ácido fosfórico (Fusayama1984). A Bisco utiliza atualmente ácido fosfórico a 10% na sua técnica AllEtch. Tenure e Mirage Bond utilizam ambos tratamento com ácido nítrico a 2,5%. Este procedimento demonstrou não ter resposta pulpar significativa em animais experimentais. Tal como os investigadores recomendaram recentemente tempos de condicionamento mais curtos e concentrações mais baixas de ácidos para o esmalte, também recomendaram recentemente tempos de condicionamento mais curtos para os condicionadores de dentina.

Se as reduções na concentração de ácido e no tempo de condicionamento não levarem a uma diminuição da resistência de união, então devem ser empregues. Bowen há muito que defende a utilização de soluções ácidas isotónicas para evitar o insulto osmótico aos odontoblastos.

BIOCOMPATIBILIDADE

Desde meados da década de 1950, várias publicações relataram que o condicionamento da dentina vital causará inflamação pulpar e eventual necrose. (Kramer e McLean, 1952; Franquin e Broulliet 1988). O Professor Fusayama (1987) relatou que o condicionamento ácido in vivo da dentina e o selamento adequado do túbulo dentinário e Fusayamau1982; Fujiniti 1986) demonstraram que a aplicação direta de vários condicionadores à dentina vital e o tratamento subsequente com os seus sistemas adesivos compatíveis proporcionaram um selamento contra a microinfiltração. Não foi registada qualquer resposta pulpar quando estes condicionadores e materiais de ligação foram avaliados para testes internacionais de biocompatibilidade.

Um estudo recente de um sistema de condicionamento ácido vital (White e outros, 1992), empregando o tratamento com ácido fosfórico a 10% na dentina vital de dentes de primatas não humanos recém-preparados, não demonstrou qualquer inflamação pulpar ou fuga bacteriana após 25 e 80 dias, de acordo com os critérios de teste ISO, FDI e ADA para avaliação da utilização.

A maior parte da recente geração de agentes de ligação à dentina recomendou a remoção da camada de esfregaço exterior contígua, bem como da totalidade ou de partes dos tampões de esfregaço subjacentes. Com o advento dos agentes condicionadores de esmalte-dentina que podem desinfetar a dentina afetada remanescente, bem como o mais recente primário hidrofílico e sistema de ligação que se infiltra no substrato dentinário, a nossa profissão clínica pode esperar colocar sistemas adesivos e compósitos que são biologicamente compatíveis com a dentina e a polpa. Para além disso, estes sistemas mais recentes proporcionam uma ligação duradoura e um mecanismo híbrido à estrutura do dente que deve evitar continuamente a microinfiltração de contaminantes bacterianos.

Foi sugerido que os agentes condicionadores (agentes de condicionamento utilizados na dentina) deveriam ser:

♦ Isotónico para evitar alterações da pressão osmótica nos túbulos dentinários

♦ De pH neutro ou, pelo menos, entre pH 5,5 e pH 8,0;

♦ Não tóxico para a dentina, polpa e tecido gengival

♦ Compatível com a química dos materiais com os quais entrará em contacto

♦ Solúvel em água e facilmente removível

♦ Incapaz de esgotar quimicamente o esmalte ou a dentina

♦ Capaz de melhorar a superfície quimicamente em preparação para a colagem.

Variáveis importantes que regulam o tipo de resposta pulpar à dentina condicionada

O tipo de ácido, pKa e pH
Concentração aplicada (que determina o seu potencial químico e pressão osmótica)
O tempo de condicionamento ácido (desafio ácido = tempo X concentração) Espessura remanescente da dentina (+<0,6mm>).
A capacidade dos materiais de restauração colocados posteriormente para selar a dentina.

pH

Muitos agentes condicionadores de dentina têm valores de pH muito inferiores a 5,5. Os ácidos podem desafiar a vitalidade da polpa, independentemente da fonte, e podem danificar a polpa se se aproximarem ou entrarem em contacto com ela. A camada de esfregaço e os tampões tubulares (a unidade de esfregaço) e a dentina tubular (dentina esclerótica) podem ser rapidamente dissolvidos por agentes condicionadores ácidos fortes quando aplicados durante intervalos de tempo excessivos (alargados) (Mount, 1990; Pashley e Depew, 1986; Pashley, 1988; Pashley e outros, 1988; Stanley, 1990)

Reacções pulpares em função do ph

Os efeitos citotóxicos nos tecidos pulpares podem ser causados por concentrações hipertónicas e hipotónicas de pH baixo (osmolalidade anormal), ou interferências químicas com reacções bioquímicas vitais (Mjor, Hensten - Pettersen e Bowen, Johnson e outros 1970).

Concentração de ácido

A concentração dos ácidos utilizados para condicionar a dentina está a evoluir para concentrações mais baixas do que a concentração inicial de 37% de ácido fosfórico (Hosoda e Fusayama, 1984). A Bisco utiliza atualmente 10% de ácido fosfórico na sua técnica All Etch. Tenure e Mirage Bond utilizam ambos o tratamento com ácido nítrico a 2,5%. Este procedimento demonstrou ser sem resposta pulpar significativa em animais experimentais (Blosser e outros, 1989).

Tal como os investigadores recomendaram recentemente tempos de condicionamento mais curtos e concentrações mais baixas de ácidos para os tempos de esmalte (Bastos e outros, 1988; Legler e outros, 1989), Blosser (1990) recomendou recentemente tempos de condicionamento mais curtos para os condicionadores de dentina. Se as reduções na concentração de ácido e no tempo de condicionamento não conduzirem a uma diminuição da resistência de união, então devem ser empregues.

A concentração de um ácido que atinge o tecido pulpar é determinada pela quantidade que penetra através dos túbulos dentinários e atinge ao longo do caminho a hidroxiapatite e as proteínas contidas nos túbulos. A concentração absoluta de um ácido é reduzida ao longo da distância, de tal forma que, em espessuras relativamente grandes (>1,0 mm), a concentração de uma substância é relativamente baixa no momento em que atinge a superfície pulpar.

À medida que a espessura restante da dentina diminui, há menos reconhecimento da concentração de soluto, causando uma concentração escassa na superfície pulpar à medida que os solutos em difusão atingem o final dos túbulos (Pashley, 1979; Pashley, 1985 e outros).

Contribui para a irritação pulpar imediata do condicionamento ácido o facto de os condicionantes serem muito hipertónicos e tenderem a atrair osmoticamente o fluido da polpa para os condicionantes (Macko e outros, 1978). As soluções ácidas podem desnaturar as proteínas, incluindo o colagénio, as proteínas não colagénicas e as enzimas nos processos odontoblásticos. Assim, a acidez e a hipertonicidade das condições ácidas devem causar uma reação pulpar imediata.

À medida que os protões são tamponados pelo fosfato trivalente da hidroxiapatite, as formas mono e divalentes de fosfato deixam de se ajustar à estrutura da rede cristalina da hidroxiapatite e esta desintegra-se. Estas alterações na dentina são facilmente observadas em exames de Micrografia Eletrónica de Varrimento (MEV) de superfícies fracturadas de dentina condicionada com ácido. O afunilamento do topo dos túbulos dentinários devido à dissolução da dentina peritubular fornece provas físicas da profundidade de penetração dos iões de hidrogénio durante os breves períodos de condicionamento (30-60 segundos) utilizados clinicamente.

A perda de mineral da dentina peritubular é mais dramática do que a da dentina intertubular, porque esta contém pouco colagénio e, por isso, desaparece quando é desmineralizada. O mesmo tamponamento de hidrogénio ocorre na dentina intertubular, mas devido ao seu elevado teor de colagénio. Há pouca perda de substância que pode ser vista na Micrografia Eletrónica de Varrimento.

H. R. Stanley et al (1975) referiram que o ácido cítrico ou o ácido fosfórico a 50% são prejudiciais para a polpa quando colocados sobre a dentina. A intensidade da resposta da polpa ao compósito foi aumentada após o pré-tratamento ácido da dentina. Foi também sugerido que quando a espessura da dentina remanescente era de um mm ou menos, a área tinha de ser protegida, mesmo quando era utilizado um compósito de pH neutro sem ácido metacrílico.

Perdiago et al (1996) estudaram o efeito de seis agentes de condicionamento com ácido fosfórico e a profundidade de desmineralização da dentina humana ao microscópio eletrónico de varrimento. Os resultados obtidos sugerem que concentrações semelhantes de agentes condicionadores de ácido fosfórico contendo espessuras distintas resultam em diferentes desmineralizações.

Vários investigadores relataram que o condicionamento ácido da dentina conduz à inflamação pulpar. Vários estudos in vitro indicaram que a dentina restringe a penetração de iões de hidrogénio. Os seus resultados indicam que breves exposições ao ácido levam a uma pequena penetração de iões de hidrogénio através da dentina com 0,4 a 0,5 mm de espessura. Isto deve-se, em parte, à excelente capacidade tampão da dentina.

A profundidade de penetração calculada de um ácido pequeno, como o ácido nítrico, na dentina em 40 segundos é de 89 µm. Blosser (1990) relatou recentemente que o ácido nítrico a 2,5% afunilou os orifícios da dentina a uma profundidade de 5 µm em 40 segundos. O afunilamento dos orifícios dos túbulos fornece provas físicas da profundidade de penetração dos protões na dentina.

O grupo de Holz (Cotting e outros 1980) também descobriu que o condicionamento ácido da dentina humana in vivo com ácido fosfórico a 37% produzia apenas uma resposta pulpar ligeira se a dentina condicionada fosse subsequentemente coberta com hidróxido de cálcio. Se fosse coberta com hidróxido de cálcio primeiro e depois condicionada com ácido, havia uma resposta pulpar mais grave devido, em parte, à maior perda das bases durante o tratamento ácido.

As técnicas de condicionamento que utilizam uma alta concentração de ácido com pH baixo e um longo intervalo de aplicação (60 a 120 segundos) ao se aproximarem frouxamente da polpa podem intensificar a resposta pulpar com infiltração neutrofílica. A lesão tecidual local que danifica pequenos vasos provoca extravasamento de plasma contendo fibrinogénio e fibronectina. O fibrinogénio extravasado torna-se coagulado e reticulado para prender os neutrófilos em migração. Os neutrófilos chegam primeiro ao local da lesão, não só devido à sua mobilidade, mas também porque são quimicamente atraídos pela fibronectina. Os neutrófilos produzem então os seus próprios quimio-atractores que induzem a migração de outros neutrófilos.

Por conseguinte, é improvável que o influxo de neutrófilos após técnicas de condicionamento da dentina se deva ao aumento da permeabilidade da dentina e à maior capacidade de o eugenol atingir a polpa; parece que certos agentes condicionadores podem, por si só, causar ou intensificar as respostas pulpares.

Recuperação da pasta de papel

Dentro de 24 a 48 horas, a polpa deve recuperar destes insultos estéreis, uma vez que os túbulos devem ser selados por películas de resina adesivas. Se observarmos irritação pulpar para além de três dias, então devemos suspeitar que existe alguma fonte contínua de irritação que não tem nada a ver diretamente com o ácido usado para condicionar a dentina ou com a resina subsequentemente colocada, porque a maioria dos produtos alcançáveis de tais resinas diminuem rapidamente ao longo do tempo (Hume e Mount. 1988; Hanks e outros 1988). Os candidatos prováveis para tal irritação são as bactérias e os seus produtos, que ganham acesso às paredes da cavidade porque a restauração não selou bem a dentina. Estudos sem germes indicam que as polpas cicatrizam rapidamente mesmo quando os agentes de ligação são colocados diretamente sobre a polpa (Inoue e Shimono, 1992).

Duração da exposição ácida numa camada de esfregaço

É útil calcular quantos segundos de exposição ao ácido são necessários para que este penetre 1 mm na superfície de uma camada de esfregaço (a espessura de uma camada de esfregaço média). Se se assumir que o ácido tem um coeficiente de difusão de 1 X 10^{-6} cm2/segundo, o tempo de difusão é de apenas cinco milissegundos. Assumindo um coeficiente de difusão efetivo 10 vezes inferior (o que pode ser o caso dos géis de ácidos poliacrílicos de maior peso molecular), o tempo aumenta para 0,5 segundos. Assim, parece que os tempos de gravação utilizados são superiores aos necessários para a difusão através da camada de esfregaço.

Efeitos químicos dos amaciadores

Os efeitos químicos dos condicionadores são geralmente limitados aos 5 µm superiores da superfície da dentina (Ruse e Smith, 1991). Recentemente, utilizando espetroscopia de fotoelectrões de raios X, relataram que a composição elementar da dentina fracturada e a da dentina coberta pela smear layer eram muito semelhantes. Verificaram que a aplicação de peróxido de hidrogénio a 3% na smear layer não produzia efeitos detectáveis.

Diferença na reação do dente de acordo com a idade

A polpa de um dente virgem mais jovem, com túbulos

dentinários abertos no início, é mais suscetível aos componentes tóxicos dos materiais dentários e responde com reacções inflamatórias mais intensas do que um dente mais velho, que ao longo dos anos produziu uma quantidade considerável de dentina esclerótica e dentina reparadora que bloqueia os túbulos. A certeza tenta proteger a polpa com (a) esclerose da dentina, quer como um processo natural de envelhecimento ou induzida pela irritação da cárie, atrito, abrasão e erosão; e b) formação de dentina reparadora, induzida pelos factores restauradores acima mencionados e também pelo corte do dente e procedimentos restauradores; Stanley e outros, 1980).

VÁRIOS ACONDICIONADORES DE ÁCIDOS
Ácido fosfórico

O líquido de ácido fosfórico Fist Dentin Conditioner remove alguma dentina superficial e deixa um padrão de condicionamento limpo e bem definido. Os orifícios dos túbulos são alargados em forma de funil. Os géis de ácido fosfórico, espessados com sílica pirogénica, abrem os túbulos de forma semelhante, mas também deixam uma cobertura substancial do agente espessante na dentina. Independentemente da lavagem extensiva, a sílica não é totalmente removida.

Fusyama e outros (1979) foram os primeiros a relatar a utilização bem sucedida do ácido fosfórico para remover a camada de smear layer, condicionar a dentina e restaurar com resina composta adesiva. Durante alguns anos, houve uma discrepância não resolvida entre o sucesso clínico e a dentina condicionada (Shintani, Sataou e Satou, 1989) e a investigação que parecia contraindicar a dentina condicionada com ácido fosfórico. Recentemente, Kanca reavaliou a literatura. A sua hipótese conclusiva foi que o eugenol, e não o ácido fosfórico, provavelmente levou à irritação pulpar, como se pensava anteriormente estar associado ao ácido fosfórico.

Foi o primeiro condicionador de dentina que foi utilizado com sucesso para remover a camada de smear layer, condicionar a dentina e restaurar com resina composta adesiva por Fusayama e outros (1979). Isto ajuda a remover a dentina superficial, deixando um padrão de condicionamento limpo e definido onde os túbulos são alargados em forma de funil. Atualmente, o ácido fosfórico é o ácido de eleição para a realização do condicionamento ácido. No entanto, continua a haver controvérsia sobre a concentração óptima de ácido fosfórico. As concentrações mais utilizadas na prática clínica excedem os 30% de ácido fosfórico.

Ácido nítrico

É mais forte do que o ácido fosfórico, remove facilmente a camada de esfregaço. Utilizado numa concentração de 2,5%, provoca o afunilamento dos orifícios da dentina até uma profundidade de 5µ em 40 segundos. Os condicionadores de ácido nítrico são altamente adesivos e proporcionam uma boa vedação dos túbulos.

Ácido cítrico

Foi referido por Nakabayashi (1989) que este tratamento tende a diminuir a porosidade ou a permeabilidade da superfície desmineralizada, possivelmente através da desnaturação do colagénio. A combinação de ácido cítrico a 10% e cloreto férrico a 3% foi desenvolvida por Nakabayashi. O cuidado divalente parece estabilizar a matriz dentinária durante a sua desmineralização pelo ácido cítrico. Esta combinação foi considerada particularmente eficaz para adesivos à base de metacrilato contendo 4- META.

Vários produtos japoneses removem a smear layer com ácido cítrico a 10%. Nakabayashi (1989) referiu que este tratamento tende a diminuir a porosidade ou a permeabilidade da superfície desmineralizada, possivelmente através da desnaturação do colagénio. Desenvolveu uma solução 10-3 (10% de ácido cítrico mais 3% de cloreto férrico), na qual o catião divalente parece estabilizar a matriz dentinária durante a sua desmineralização pelo ácido cítrico. As resistências de ligação mais elevadas do complexo oxidado de anidrido 4-metiloxietil trimelítico / metilmetacrilatetetrabutil borano não produziram inflamação ou necrose pulpar.

Ácido pirúvico

Foi relatado que o ácido pirúvico e o ácido pirúvico tamponado com glicina condicionam satisfatoriamente o esmalte e a dentina (Asmussen e Munksgaard, 1988) quando se utiliza o sistema de ligação Gluma. A glicina foi utilizada para ajustar o pH e talvez para facilitar as reacções de polimerização.

Ácido lático

O estudo realizado por Ayad M F et al (1996) revelou que o ácido lático dissolveu a smear layer com vários graus de condicionamento e desmineralização. O grau de remoção da smear layer e da matriz foi proporcional à concentração do ácido e ao tempo de aplicação. Uma concentração de 20% de ácido lático aplicada durante 10 segundos produziu uma superfície claramente condicionada com um mínimo de desmineralização. Uma concentração de 30% não só removeu a smear layer e aumentou os orifícios dos túbulos dentinários, como também pareceu afetar a matriz de colagénio.

Ácido poliacrílico

O ácido poliacrílico é eficaz na remoção da camada de esfregaço e está disponível comercialmente em produtos como o Clearfil Tooth cleanser (Dents ply Ltd) que contém 25% de ácido fosfórico e é comercializado como um condicionador de cavidades para materiais de restauração de polialkeonato de vidro durante 10 segundos.

NaOcl como condicionador de dentina

Os fabricantes do Dentin Adhesit (Vivadent, Tonaeanda, NY 14150) incluíram uma solução de NaOcl a 5% como condicionador da dentina. Esta solução foi concebida para solubilizar o colagénio desnaturado que se tinha gelatinizado na superfície.

Como este tratamento não alterou a permeabilidade da dentina coberta pela smear layer (Pashley, observação não publicada), muitos pensaram que este tratamento não tinha efeito.

No entanto, a microscopia eletrónica de transmissão recentemente publicada de camadas de esfregaço tratadas com NaOcl - revelou que o agente penetrou 510 mm abaixo da camada de esfregaço. Também pareceu alterar a matriz dentinária subsuperficial de uma forma subtil.

O significado funcional deste facto é desconhecido. Esta observação realça as consequências de tentar modificar a superfície de uma camada de esfregaço com 1-2 mm de espessura. Estes agentes difundem-se facilmente através da camada de esfregaço em

poucos segundos e podem produzir efeitos subsuperficiais
indesejáveis.

Quelantes EDTA

Ao contrário da utilização de condicionadores ácidos fortes, os
quelantes são utilizados para remover a camada de smear layer sem
descalcificação ou alterações físicas significativas no substrato
subjacente. O condicionador quelante mais conhecido é o ácido
etilenodiamino tetra-acético (EDTA) ajustado a um pH de cerca de
7,4. Foi desenvolvido para utilização no Gluma (Miles, INC, Sout 11
1985). Embora a camada de esfregaço seja removida, não se forma
uma concavidade significativa na superfície e as alterações da forma
de funil associadas ao ácido fosfórico não são evidentes. As
preocupações de Brannstrom de que as bactérias pudessem ser
incorporadas nas camadas de smear layer e infetar as superfícies de
dentina das cavidades levaram-no a desenvolver um condicionador
de dentina contendo 0,2% de ácido etilenodiamino tetra-acético
(EDTA, pH 7,4) e 0,1% de cloreto de benzalcónio como desinfetante
de superfície ativo. (Braannstrom, Nordenvall e Glantz, 1980;
Brannstrom e outros, 1982).

Este agente, comercializado sob o nome de Tubulicid (Dental
Therapeutics AB, Nacka, Suécia), é esfregado na superfície da
camada de esfregaço durante alguns segundos, sendo depois
deixado passivamente durante mais 60 segundos, seguido de uma
esfregação adicional. Este tratamento remove, de facto, a smear
layer e, geralmente, deixa os tampões de smear intactos. A
permeabilidade da dentina permanece baixa e inalterada por este
tratamento, embora se possam ver algumas áreas onde os tampões

de smear desapareceram. A ausência de alterações na permeabilidade da dentina sugere que este último efeito é menor.

Stagel, Ostro e Cesare (1987) relataram que a dentina condicionada com Tubulicid aumentou a resistência de união do Scotchbond / Silux (3M Dental Products). Tao e Pashley (1988) relataram uma diminuição significativa na resistência de união ao cisalhamento do Scotchbond /Silux quando as amostras foram tratadas com Tubulicid, embora não tenha havido alteração na permeabilidade da dentina (Tao e Pashley, 1989b) Presumivelmente, a solução diluída de EDTA removeu algum cálcio da superfície que se pensa ser importante no mecanismo de união do Scotchbond Dual Cure à dentina. Este facto foi provavelmente responsável pela diminuição da resistência de união.

Causton (1984) relatou que o Scotchbond Dual Cure apresentou menor resistência de união à dentina profunda em comparação com a dentina superficial. Ele assumiu que este resultado foi devido a uma menor mineralização na dentina profunda. A aplicação tópica de uma solução mineralizante (Causton, 1984) aumentou a resistência de união do Scotch bond à dentina profunda, mas não melhorou as ligações à dentina superficial. A utilização de soluções mineralizantes como condicionadores de dentina não tem recebido muita atenção. Para serem práticas, devem produzir um efeito significativo em dois minutos.

A maioria dos agentes de ligação à dentina de segunda geração que não utilizam primários ou condicionadores de dentina produz uma resistência de ligação à dentina coberta por smear layer de cerca de 5-7 Mpa (Surmont e outros, 1989) em dentina humana extraída. Um exame cuidadoso por microscopia eletrónica de varrimento de ambos os lados das ligações falhadas revelou partículas de smear layer em cada superfície (Pashley, 1991). Este facto indicou que os 5 Mpa representavam realmente a força coesiva da smear layer.

Ou seja, a ligação à parte superior da smear layer permaneceu intacta e a "ligação" da metade inferior da smear layer à matriz dentinária subjacente permaneceu intacta, mas a smear layer tinha-se dividido. Quando a camada de smear layer foi tratada com Gluma (Miles, Inc, Dental Products, South Bend, IN 46614) Primer (5% de glutaraldeído em 35% de HEMA), obtivemos um aumento significativo na resistência de união ao cisalhamento. Resultados semelhantes foram obtidos in vivo (Pashley e outros 1988).

Isto deve-se principalmente a uma melhor humidificação da superfície. No entanto, é possível que a camada de smear layer esteja a cair mais perto da superfície da dentina, onde a força de coesão da camada de smear layer pode ser maior. Outros obtiveram resistências de ligação relativamente elevadas a camadas de smear. Surmont e outros (1989), utilizando o sistema de ligação Gluma, compararam as resistências de ligação à tração em três grupos de tratamento diferentes. O grupo em que a camada de smear layer foi tratada com água apresentou uma resistência média à tração de 10,0 + 1,9 MPa.

O grupo tratado com Neo-Sabeny / Tubulicid (que removeu a camada de esfregaço superficial mas não os tampões de esfregaço) teve uma força de ligação média de 10,1 + 2,0 MPa. O grupo tratado com EDTA apresentou uma resistência de união inferior (7,4 + 1,4 MPa). Este último valor é semelhante ao obtido para Gluma / Scotchbond / Silux)

Os tampões de smear layer nos túbulos dentinários não são totalmente removidos com a aplicação de 30 segundos do condicionador. O sistema utiliza glutaraldeído e HEMA num primário que é aplicado depois de o condicionador com EDTA remover a camada de smear layer.

Ácido maleico

O ácido maleico (por exemplo, Scotochbond 2, produtos dentários da 3M) também resulta na remoção da camada de esfregaço, mas não dos tampões de esfregaço. Embora seja ácido, não parece descalcificar profundamente, e a camada híbrida é comparativamente fina. A espessura da camada híbrida não tem muito efeito na resistência da ligação à dentina (FIG.51).

As preocupações de Brannstrom de que as bactérias pudessem ser incorporadas nas camadas de esfregaço e infetar as superfícies de dentina das cavidades levaram-no a desenvolver um condicionador de dentina contendo 0,2% de ácido etileno diamino tetra-acético (EDTA, pH 7,4) e 0,1% de cloreto de benzalcónio como desinfetante ativo de superfície (Brannstrom e Nordenvail 1982). Este agente, comercializado sob o nome de Tubulicid (Dental Therapeutics AB, Nacka, Suécia), é esfregado na superfície da camada de esfregaço durante alguns segundos, sendo depois deixado passivamente durante mais 60 segundos, seguido de uma esfregação adicional. Este tratamento remove, de facto, a smear layer e, geralmente, deixa os tampões de smear intactos. A permeabilidade da dentina permanece baixa e inalterada por este tratamento, embora se possam ver algumas áreas onde os tampões de smear desapareceram. A ausência de alterações na permeabilidade da dentina sugere que este último efeito é menor. A solução diluída de EDTA removeu algum cálcio superficial que se pensa ser importante no mecanismo de ligação da Scotch bond Dual Cure à dentina.

Lasers

Os LASERS para tecidos duros em medicina dentária são uma tecnologia emergente. Um laser Nd:YAG pulsado não perturba a polpa, mesmo quando a aproximação é de apenas 1 mm (White e outros 1990). O calor é dissipado entre os 10 a 30 impulsos por segundo. O mecanismo de remoção da dentina consiste em explosões microscópicas causadas pelos transientes térmicos. Embora a maior parte da investigação tenha sido efectuada em dentina seca, o laser funciona em dentina imersa em saliva e água.

A fuligem negra e carbonizada resultante é facilmente lavada com água. A superfície lisa resulta da dessensibilização da dentina, presumivelmente pela oclusão dos túbulos dentinários abertos e permeáveis. Os microrganismos e os detritos orgânicos são eliminados das superfícies laceradas (White, Goodis, Cohen 1991). O laser diminui a fração orgânica e aumenta a fração inorgânica da superfície da dentina (White e outros 1991).

O "lasing" da dentina tem o potencial de aumentar a resistência de união dos actuais agentes de união à dentina. O seu efeito na resistência de união da Scot bond 2 foi recentemente apresentado por White e outros (1991).

A resistência de união aumentou cerca de 60% em comparação com a dentina revestida com uma camada de esfregaço, presumivelmente através do aumento da fração inorgânica aderente da superfície da dentina. O laser pode criar uma retenção micro mecânica, que é análoga ao efeito observado na superfície gravada a laser.

De acordo com Arturo Martinez-Insua et al (2000), a resistência à tração dos brackets colados obtida após o condicionamento a laser foi significativamente menor do que a obtida com o condicionamento ácido.

Mostraram também que as superfícies de esmalte e dentina preparadas com o condicionamento a laser Er-YAG apresentavam fissuras subsuperficiais extensas que são desfavoráveis à adesão.

Microabrasão

A modificação da dentina por microabrasão é outra tecnologia emergente. A microabrasão com óxido de alumínio remove tanto a dentina saudável como a dentina doente e resulta numa camada de esfregaço. A ação de abrasão do óxido de alumínio depende do tamanho da partícula, bem como da velocidade.

As partículas com 0,5µm ou menos de diâmetro não afectam o esmalte, exceto para o limpar. As partículas de 0,5 mícron ou maiores criam uma camada de esfregaço na dentina e aumentam a área de superfície. (Blake 1991). Esta camada de smear layer pode ser usada para aumentar a resistência de união dos agentes de união à dentina mediados por smear layer.

Condicionadores universais

Vários laboratórios tentaram produzir "Condicionadores Universais". Ou seja, condicionadores que removem as camadas de smear layer tanto do esmalte como da dentina num único tratamento.

A maioria dos condicionadores de dentina (por exemplo, solução 10-3) não condiciona adequadamente o esmalte em 30 segundos. Assim, poupar-se-ia tempo e simplificar-se-ia a técnica, se um único tratamento pudesse condicionar ambas as superfícies.

PRIMÁRIO AUTOCONDICIONANTE

Os primários autocondicionantes podem constituir uma alternativa eficaz ao condicionador de ácido fosfórico convencional no condicionamento da superfície do esmalte para garantir uma adesão duradoura e um selamento marginal das restaurações de resina composta. Os sistemas adesivos de primers autocondicionantes são caracterizados pela desmineralização simultânea das superfícies dentárias e pela difusão do monómero nas substâncias dentárias.

Os primários autocondicionantes contemporâneos e o adesivo "tudo em um" recentemente introduzido são adições atractivas ao arsenal de colagem dos clínicos. São fáceis de utilizar, na medida em que o número de passos necessários no protocolo de adesão é reduzido.

Como os tampões de esfregaço não são removidos antes da aplicação destes adesivos, o potencial de sensibilidade pós-operatória que é causado pela infiltração incompleta da resina nos túbulos dentinários patentes pode ser substancialmente reduzido. Além disso, como a água é um componente essencial destes sistemas para permitir a ionização dos monómeros ácidos para a desmineralização dos tecidos dentários duros, a sensibilidade técnica associada a variações no estado de hibridação de uma matriz de colagénio desmineralizada também é eliminada.

Devido à sua acidez intrínseca, o primer autocondicionante dissolve a superfície do esmalte e cria assim um padrão de superfície micro-retentivo tridimensional, promovendo simultaneamente a infiltração do monómero. A profundidade de desmineralização do esmalte e a profundidade de penetração dos agentes de ligação são, portanto, idênticas, uma vez que ambos os processos correm paralelamente um ao outro. Como resultado, a fotopolimerização destes monómeros interpenetrados e a copolimerização com o agente de ligação de resina sobrejacente e a resina composta formam uma ligação contínua com a superfície do esmalte capaz de resistir ao efeito de microfugas.

Uma vez que o primário não é enxaguado após a aplicação, mas apenas seco ao ar, os iões de cálcio e fosfato que foram dissolvidos dos cristais de hidroxiapatite devem estar suspensos na solução aquosa do primário. Quando a água é evaporada durante a secagem ao ar, as concentrações de sais de cálcio e fosfato solubilizados no primário podem exceder as constantes do produto de solubilidade para o número de sais de fosfato de cálcio. Presumivelmente, os minerais precipitar-se-ão então no interior do primário. Estas concentrações elevadas de fosfato de cálcio tendem a limitar a dissolução da apatite devido aos efeitos iónicos comuns do cálcio e do fosfato, limitando assim a profundidade da desmineralização da superfície do esmalte.

Por outro lado, é muito provável que a ligação dos iões de cálcio aos resíduos de fosfato nas moléculas do primário contribua para a inativação da acidez das moléculas. Além disso, a evaporação da água durante a secagem ao ar, bem como a fotopolimerização do primário e dos agentes de ligação subsequentemente aplicados, restringem e inibem o efeito de auto-gravação das moléculas do primário.

Para a adesão à dentina, todos os primários

autocondicionantes dissolveram a smear layer e causaram uma melhor infiltração do monómero hidrofílico na dentina para criar uma camada híbrida.

Outra razão para um melhor selamento marginal pode ser a melhoria das propriedades mecânicas das resinas de ligação. Foi sugerido que a melhoria da resistência mecânica da resina de ligação conduz a um aumento da resistência da ligação.

M. Hanning et al (1999) concluíram no seu artigo que o primário auto-condicionante pode constituir uma alternativa eficaz ao condicionador de ácido fosfórico convencional no condicionamento da superfície do esmalte para garantir uma ligação duradoura e um selamento marginal da restauração de resina composta, testada em esmalte bovino.

De acordo com Shahabi et al (1997), as resistências ao cisalhamento da ordem dos 10 Mpa podem ser obtidas de forma fiável em dentes humanos utilizando o condicionamento a laser com modos pulsados na ausência de qualquer outra preparação da superfície natural do esmalte.

Miyasaka K. (1999) demonstrou que era possível obter uma hibridação de alta qualidade combinando o condicionador EDTA e o primário autocondicionante fenil-P/HEMA. Este sistema de ligação foi prometedor para a ligação de resina à dentina humana.

EFEITO DO CONDICIONAMENTO ÁCIDO NOS DENTES DECÍDUOS

Silverstone (1974) descobriu que uma aplicação de 60 segundos de uma solução sem tampão de ácido fosfórico a 37% produzia as condições mais favoráveis para a ligação. Fukes et al (1984) e Eidelman et al (1984) mostraram, respetivamente, que um condicionamento de 20 segundos proporcionava uma resistência à fuga e taxas de retenção semelhantes quando comparado com um condicionamento de 60 segundos. Este facto tem implicações muito óbvias no tratamento de crianças pequenas quando se procede à destartarização dos seus dentes e, consequentemente, no sucesso do próprio selante. O condicionamento ácido tem duas acções distintas no esmalte humano. *Em primeiro lugar,* remove a placa superficial, os detritos e uma camada muito superficial de esmalte, incluindo os cristalitos de esmalte quimicamente inertes. *Em segundo lugar,* torna a superfície do esmalte mais porosa. No esmalte superficial remanescente, é produzida uma rede em forma de favo de mel, onde as marcas de esmalte são deixadas a projetar-se em diferentes planos e ângulos.

Há uma desmineralização diferencial dos prismas, pois o ataque primário ocorre nos núcleos das hastes de esmalte para produzir os microespaços. No entanto, isto depende da angulação incidente das barras de esmalte em relação à superfície do dente. Em média, o ataque é de cerca de $25\mu m$ de profundidade nos dentes permanentes. Pensou-se que a camada exterior menos prismática do esmalte primário (Ripa 1966), impedia a penetração de resinas na superfície do esmalte primário gravado (Sheykholeslam e Bunocore 1972).

Não existe um consenso universal de que o esmalte sem prisma ocorre em todas as superfícies de todos os dentes decíduos (Mortimer1970; Silverstone 1970). Para obter um padrão de condicionamento comparável ao encontrado nos dentes permanentes, Silverstone e Dogan (1976) acharam necessário condicionar durante 120 segundos. No entanto, Redford et al (1986) analisaram o efeito de diferentes tempos de condicionamento ácido na resistência de união do selante, profundidade de condicionamento e padrão, em dentes decíduos. Eles descobriram que a força de adesão não era maior em 60 ou 120 segundos do que em 15 ou 30 segundos, mas o desvio padrão era maior nos dois tempos mais curtos; a profundidade de condicionamento não era muito diferente nos três tempos mais curtos, mas era cinco vezes maior em 120 segundos. Os autores sentiram-se incapazes de recomendar um tempo de condicionamento ácido para o esmalte primário inferior a 60 segundos, devido à maior variabilidade da força de adesão aos 15 e 20 segundos. A nossa experiência clínica é de bons resultados com um condicionamento ácido de 30 segundos.

APLICAÇÕES DOS ACONDICIONADORES DE ÁCIDOS

A técnica de condicionamento ácido é agora amplamente utilizada para a maioria das restaurações de compósito como meio de ajudar a retenção e reduzir ou prevenir microfugas. Para as cavidades de classe 4, a técnica de ataque ácido substituiu o inlay de ouro como tratamento de eleição para restaurar os contornos e a função do dente.

A colagem de resinas utilizando a técnica de condicionamento ácido também tem sido utilizada como um meio de imobilizar os dentes que foram enfraquecidos pela preparação da cavidade.

Os selantes de fissuras são agora amplamente utilizados para prevenir as cáries de fossas e fissuras. Os sistemas de resina são atualmente utilizados para a fixação de brackets ortodônticos. Os compósitos estão a ganhar popularidade para a fixação de pontes. O princípio do sistema de ligação por resina é que o compósito se liga mecanicamente ao esmalte gravado do dente e também à superfície da estrutura de liga fundida da ponte.

Outra aplicação da técnica de condicionamento ácido é a colocação de facetas labiais em acrílico ou porcelana para melhorar o aspeto de dentes manchados, descolorados ou deformados.

Em suma, o conhecimento acumulado indica que, uma vez que apenas a superfície da dentina precisa de ser modificada e não a sua profundidade, as técnicas de condicionamento que utilizam ácidos mais fracos, períodos de aplicação mais curtos e a eliminação de procedimentos de fricção e esfrega têm um desempenho bastante satisfatório e produzem respostas pulpares mínimas. Rupp (1981) 6% de ácido cítrico, 15 segundos; AL-Nahedh e outros (1990).

DESVANTAGENS DOS CONDICIONADORES ÁCIDOS

Existem várias desvantagens no condicionamento ácido da dentina. Estas incluem:

♦ Aumento da permeabilidade da dentina

♦ Aumento da humidade da dentina

♦ Aumento do potencial de irritação pulpar por fuga de produtos microbianos

♦ Aumento do potencial de desnaturação do colagénio e/ou redução da porosidade da matriz desmineralizada por precipitação de iões de cálcio e fosfato.

♦ Existe também o perigo de as resinas adesivas não penetrarem na matriz tão profundamente como os condicionadores ácidos. Isto pode deixar uma zona intrinsecamente fraca que pode dar altas forças de ligação inicialmente, mas enfraquecer ao longo de vários anos devido à hidrólise lenta do colagénio exposto e desprotegido.

FACTORES TOMADOS EM CONSIDERAÇÃO

Ao avaliar se uma técnica de gravura é boa ou má, é preciso lembrar que alterações subtis na técnica e nos métodos podem causar alterações importantes nos resultados, e que os seguintes factores devem ser tidos em consideração:

♦ Tipo de ácido

♦ Concentração

♦ Intervalo de tempo de aplicação;

♦ Aplicação ativa (esfregar, esfregar) ou passiva (imersão).

♦ Preparação da cavidade ou apenas dentina superficial exposta

♦ Consideração da espessura da dentina remanescente (RDT)

♦ Presença ou ausência de dentina esclerótica e dentina reparadora

♦ Idade do paciente e espécie e idade da dentina experimental

♦ Respostas pulpares ao tipo de restauração subsequente .

- o Condensação da amálgama

- o Resina composta auto-polimerizável, colocada sob pressão.

- o Visível - resina composta fotopolimerizável colocada de forma incremental; e

♦ Resposta pulpar a uma mistura fresca de materiais de restauração ou a um disco curado do material em questão colocado numa solução de lixiviação para medir a libertação de H^+.

CONDICIONADORES ÁCIDOS PARA CIMENTOS DE IONÓMERO DE VIDRO

Cimentos de ionómero de vidro

Tal como a maioria dos procedimentos de condicionamento ácido, o condicionamento ácido da dentina antes da colocação de cimentos de ionómero de vidro evoluiu de um tratamento relativamente severo (40% de ácido poliacrílico durante 30-60 segundos) para um tratamento relativamente suave (10% de ácido poliacrílico durante 15 segundos, Powis e outros 1982; Berry, Von der Lehr e Herrin 1987).

Poucos investigadores definiram o objetivo deste condicionamento, para além de aumentar a resistência de união do cimento de ionómero de vidro à dentina. Presumivelmente, estavam a tentar remover as partículas soltas que constituem a smear layer da superfície para permitir a interação do cimento de ionómero de vidro com a superfície subjacente. No entanto, como o cimento de ionómero de vidro convencional parece interagir com o cálcio da superfície (Wilson e Mclean 1988), parece que qualquer condicionamento ácido que seja suficiente para remover a camada de smear layer iria esgotar a superfície de cálcio e interferir com as reacções subsequentes da superfície. De facto, um exame cuidadoso da literatura revela tantos relatos de que o condicionamento ácido não tem efeito no aumento da resistência de união do cimento de ionómero de vidro como aqueles que mostram um aumento.

A adesão à dentina é melhorada através do condicionamento da superfície com uma solução de ácido poliacrílico a 25% durante 10 segundos. Os cimentos de ionómero de vidro, sendo substâncias polares, são capazes de trocar iões com a estrutura do dente e têm uma expansão térmica semelhante à do esmalte e da dentina, bem como uma retração muito baixa durante a presa. Em contraste, os agentes de ligação à dentina utilizados com resinas compostas, apesar de apresentarem resistências de ligação iniciais mais elevadas, geralmente deterioram-se sob tensão causada pela flexão do dente, retração da polimerização ou estabilidade hidrolítica (Wilson e McLean 1988).

BIBLIOGRAFIA

1. A L Nahedh, H.N Philips, R.W. Cochran M C e Swartz M L (1990). Eficácia de agentes selecionados de remoção da camada de esfregaço: Um estudo SEM. Jornal de Investigação Dentária 69 Resumos de Artigos. 128 Resumo 158.

2. Anusavice Philips. Ciência dos materiais dentários X Edição W.B. Saunders Company. P.304-307.

3. Arturo Mantinez - Insua, Luis da Silva Dominguez (2000). Diferenças na adesão a superfícies de esmalte e dentina tratadas com ácido ou laser Er:YAG. Journal of Prosthetic Dentistry. 84, 280-288.

4. Asmussen E e Munksgaard E.C (1985) citados - interações de superfície de materiais adesivos de dentina por R.L. Erickson. Operative Dentistry, Suplemento 5, 1992, 81-94.

5. Asmussen. E e Munksgaard, e c (1985) Adhesion of restorative resins to dentinal issues in Posterior Composite Resin Dental Restorative Materials eds Vanheds. G e Smith. D C pp 217-220.

6. Asmussen. E e Munksgaard. E C (1985) Bonding of restorative resins to dentine promoted by aqueous mixtures of aldehydes and active monomers International Dental Journal 35: 160-165.

7. Asmussen M e Bowen R.L (1987) citado - interações de superfície de materiais adesivos de dentina por R.L. Erickson.

Operative Dentistry, Suplemento 5, 1992, 81-94.

8. Ayad M.F., Rosenstial S.F., Frag A.M. (1996) Um estudo piloto do ácido lático como condicionador do esmalte e da dentina para o desenvolvimento de agentes de ligação à dentina. Journal of Prosthetic Dentistry. 76: 254-259. (Resumo de artigos).

9. Bates D., Retief D.H., Jamison H.C. (1982) citado - Clinical application of enamel adhesives por D.H. Retief. Operative Dentistry, Supplement. 5: 1992; 44-49.

10. Bastos P., Retief D.H., Bradlet E.L. (1988) citado - Interações dos condicionadores na superfície da dentina por D.H. Pashley. Operative Dentistry, Supplement. 5: 1992; 137-150.

11. Benderli Y., Yucel T (1999) O efeito do tratamento de superfície na força de ligação da resina composta à dentina. Dentisteria Operatória. 24: 96-102.

12. Benediktson S (1991) citado - R.L. Erickson, Surface interactions of dentin adhesive materials. Dentisteria Operatória, Suplemento 5: 1992; 81-94.

13. Bergenholtiz G. (1982) - citado Pulpal considerations of adhesive materials por Harold R. Stanley. Operative Dentistry, Supplement. 5: 1992; 151-164.

14. Berkovitz B.K.B., Holland G.R., Moxham B.J. A colour atlas and textbook of oral anatomy, histology and embryology (Um atlas a cores e um livro didático de anatomia, histologia e embriologia oral).

Wolfe Publishing Ltd.

15. Berry E.A., Vonder Lehr W.N. (1987) citado -Interações dos condicionadores na superfície da dentina por D.H. Pashley. Operative Dentistry, Supplement. 5, 1992. 137-150.

16. Blake T. (1991) citado - Condicionamento do substrato dentinário por R.L. Bentolotti. Dentisteria Operatória, Suplemento. 5, 1992, 131-138.

17. Blosser R.L., Rupp N.W., Stanley H.R e Bowen R.L. (1987) citados -Interações dos condicionadores na superfície da dentina por D.H. Pashley. Operative Dentistry, Supplement. 5, 1992. 137-150.

18. Blosser R.L. Bowen R.L., (1988) Efeitos de soluções purificadas de oxalato férrico/ácido nítrico como pré-tratamento para o sistema de ligação NTG - GMA e PMDM. Materiais Dentários. 4, 225-231.

19. Blosser R.L., Bowen R.L. (1988) - citado Pulpal considerations of adhesive materials por Harold R. Stanley. Operative Dentistry, Supplement. 5, 1992 151-164.

20. Blosser R.L., Rupp N.W., Stanley H.R., Bowen R.L. (1989) citado - The effects of acid etching on the pulpodentin complex por David H. Pashley. Operative Dentistry. 1992, 17, 229-242.

21. Blosser R.L., Rupp N.W., Stanley H.R. (1989) - citado Pulpal considerations of adhesive materials por Harold R. Stanley. Operative Dentistry, Supplement. 5, 1992 151-164.

22. Blosser R.L. (1990) citado -Interações dos condicionadores na superfície da dentina por D.H. Pashley. Operative Dentistry, Supplement. 5, 1992. 137-150.

23. Bowen. RL (1962) - citado - Materiais de obturação dentária compreendendo sílica usada tratada com vinp reline e 6 aglutinante constituído pelo produto de reação do acrilato de bisfenol A e glicidilo Patente U S 3.0.56.112.

24. Bowen R.L. (1965) - citado Pulpal considerations of adhesive materials por Harold R. Stanley. Operative Dentistry, Supplement. 5, 1992 151-164.

25. Bowen R.L (1978) Adhesive bonding of various materials to hard tooth discuses solubility of dentinal smear layer in dilute acid buffers. International Dental Journal. 28:97-107.

26. Bowen R.L., Cobb E,N., Rapson J.E. (1982) - citado Pulpal considerations of adhesive materials por Harold R. Stanley. Operative Dentistry, Supplement. 5, 1992 151-164.

27. Bowen R.L., Cobb E.N., Misra D.N. (1984) - citado Pulpal considerations of adhesive materials por Harold R. Stanley. Operative Dentistry, Supplement. 5, 1992 151-164.

28. Boyde A., Switsur V.R., Steward A.D (1963) citado -Interações de condicionadores na superfície da dentina por D.H. Pashley. Operative Dentistry, Supplement. 5, 1992. 137-150.

29. Boyde A (1965) The structure of developing mammalian denial enamel. In; Slack MV, Fearnhead RW eds. Tooth Enamel, 163-7-Wright. Bristol.

30. Boyde A (1976). Estrutura do esmalte e margens da cavidade. Dentisteria Operatória. 1,1, 13-28.

31. Boyde A (1989) citado - Tooth wear and sensitivity - clinical advances in restorative dentistry por Martin Addy et al. Publicado por Martin Dunitz. 1 - 17.

32. Brannstrom M., Johnson G. (1974) - citado Pulpal considerations of adhesive materials por Harold R. Stanley. Operative Dentistry, Supplement. 5, 1992 151-164.

33. Brannstrom M., Nordenvall K.J. (1977) - citado Pulpal considerações sobre materiais adesivos por Harold R. Stanley. Operative Dentistry, Supplement. 5, 1992 151-164.

34. Brannstrom, M e Nordenvall, K J (1977) The effect of acid etching on enamel, dentin, and the inner surface of the resin restoration: a scanning electron microscopic investigation Journal of Dental Research 56 917-923.

35. Brannstrom.M., Nordenvall K.J. (1977) citado - The effects of acid etching on the pulpodentin complex por David H. Pashley. Operative Dentistry. 1992, 17, 229-242.

36. Brannstrom M., Nordenvall K.J., Glantz P.O (1980) citado -

Interações de condicionadores na superfície da dentina por D.H. Pashley. Operative Dentistry, Supplement. 5, 1992. 137-150.

37. Brannstrom M., Nordenvall K.J., Glantz P.O. (1980) citado - The effects of acid etching on the pulpodentin complex por David H. Pashley. Operative Dentistry. 1992, 17, 229-242.

38. Brannstrom (1981) - citou Pulpal considerations of adhesive materials de Harold R. Stanley. Operative Dentistry, Supplement. 5, 1992 151-164.

39. Brannstrom M., Glantz P.O., Nordenvall K.J. (1982) citado - Interações de condicionadores na superfície da dentina por D.H. Pashley. Operative Dentistry, Supplement. 5, 1992. 137-150.

40. Brannstrom. M (1982) Dentin and Pulp in Restorative Dentistry, Londres: Wolfe Medical Publishers.

41. Brannstrom (1984) citado - The effects of acid etching on the pulpodentin complex por David H. Pashley. Medicina Dentária Operatória. 1992, 17, 229-242.

42. Brown et al (1988) citado - Kennedy's Pediatric Operative Dentistry. 4th Edition. John Wright and Sons Ltd., 1996; 63-77.

43. Buonocore M.G. (1955) citado - Effects of adhesive resins and various dental cements on the pulp por C.F. Cox. Operative Dentistry, Supplement. 5, 1992, 165-176.

44. Buonocore. M. Wileman. W e Brundevold. F (1956) - citado - Um relatório sobre uma composição de resina capaz de se ligar à dentina humana Surfaces Journal of Dental Research 35 846-851.

45. Byers MR (1980) citado - Tooth wear and sensitivity - clinical advances in restorative dentistry por Martin Addy et al. Publicado por Martin Dunitz. 1 - 17.

46. Byers MR (1984) citado - Tooth wear and sensitivity - clinical advances in restorative dentistry por Martin Addy et al. Publicado por Martin Dunitz. 1 - 17.

47. Byers MR (1996) citado - Tooth wear and sensitivity - clinical advances in restorative dentistry por Martin Addy et al. Publicado por Martin Dunitz. 1 - 17.

48. Causton B.E. (1984) citado -Interações dos condicionadores na superfície da dentina por D.H. Pashley. Operative Dentistry, Supplement. 5, 1992. 137-150.
49. Chappel RP, Cobb CM, Spencer P, Eick JD (1994) citado - Tooth wear and sensitivity - clinical advances in restorative dentistry por Martin Addy et al. Publicado por Martin Dunitz. 1 - 17.

50. Chiba M. Itoh K e Wakumoto S (1989) citado - interações de superfície de materiais adesivos de dentina por R.L. Erickson. Operative Dentistry, Suplemento 5, 1992, 81-94.

51. Chow L.C., Brown W.E. (1973) citado - Aplicação clínica de adesivos de esmalte por D.H. Retief. Operative Dentistry, Supplement. 5, 1992. 44-49.

52. Cobb. E N. Blosser. R L. Bowen. RL e Johnston. A D (1989) - cited - Ferric oxalate with nitric acid as a conditioner in an adhesive bonding system Journal of Adhesion 28 41-49.

53. Cotting A., Herr P. (1980) citado - The effects of acid etching on the pulpodentin complex por David H. Pashley. Dentisteria Operatória. 1992, 17, 229-242.

54. Craig RG (1993) citado - Tooth wear and sensitivity - clinical advances in restorative dentistry por Martin Addy et al. Publicado por Martin Dunitz. 1 - 17.

55. Dluke E.S e Linemuth J (1990) citados - interações de superfície de materiais adesivos de dentina por R.L. Erickson. Operative Dentistry, Suplemento 5, 1992, 81-94.

56. Donnan e Ball (1988) citaram - Kennedy's Pediatric Operative Dentistry. 4th Edition. John Wright and Sons Ltd., 1996; 63-77.

57.   Duke E.S., Lindemuth J. (1991) citado - The effects of acid etching on the pulpodentin complex por David H. Pashley. Operative Dentistry. 1992, 17, 229-242.

58. Eick J.D., Wilko R.A., Anderson C.H., Soreven S.E. (1970). Microscopia eleitoral de varrimento de superfícies dentárias cortadas e identificação de detritos através da utilização de microssonda eletrónica. Journal of Dental Research. 49: 1359-1368.

59. Eick J.D. (1992) citado -Interações dos condicionadores na superfície da dentina por D.H. Pashley. Operative Dentistry,

Supplement. 5, 1992. 137-150.

60. Eidelman et al (1984) citado - Kennedy's Pediatric Operative Dentistry. 4th Edition. John Wright and Sons Ltd., 1996; 63-77.

61. Eric C. Sung, Eddie T. Tai, Toni - Chen (2002). Efeito das soluções de irrigação nos agentes de ligação à dentina e na resistência ao cisalhamento das restaurações. J. Prosthet. Dent. 2002; 628-632.

62. Erickson (1989) citado - surface interactions of dentin adhesive materials por R.L. Erickson. Operative Dentistry, Suplemento 5, 1992, 81-94.

63. Erickson R.L., Glasspoole E.A e Pashley (1991) citados - interações de superfície de materiais adesivos de dentina por R.L. Erickson. Operative Dentistry, Suplemento 5, 1992, 81-94.

64. Erickson R. (1992) citado - The effects of acid etching on the pulpodentin complex por David H. Pashley. Medicina Dentária Operatória. 1992, 17, 229-242.

65. Fanquin e Brouillet (1988) citados - Effects of adhesive resins and various dental cements on the pulp por C.F. Cox. Operative Dentistry, Supplement. 5, 1992, 165-176.

66. Fujitani (1986) citado - Effects of adhesive resins and various dental cements on the pulp por C.F. Cox. Operative Dentistry, Supplement. 5, 1992, 165-176.

67. Fusayama T., Nakamura M., Kurosaki N. (1979) citado - Effects of adhesive resins and various dental cements on the pulp por C.F. Cox. Operative Dentistry, Supplement. 5, 1992, 165-176.

68. Fusayama T., Nakamura T., Kurosaki N. (1979) citado - Interações de condicionadores na superfície da dentina por D.H. Pashley. Operative Dentistry, Supplement. 5, 1992. 137-150.

69. Fusayama (1980) citado - Effects of adhesive resins and various dental cements on the pulp por C.F. Cox. Operative Dentistry, Supplement. 5, 1992, 165-176.

70. Fusayama T. (1980) citado - The effects of acid etching on the pulpodentin complex por David H. Pashley. Medicina Dentária Operatória. 1992, 17, 229-242.

71. Garberoglio R, Brannstrom M (1976) citado - Tooth wear and sensitivity - clinical advances in restorative dentistry por Martin Addy et al. Publicado por Martin Dunitz. 1 - 17.

72. Guba C.J., Cochran M.A., Swartz M.L. (1994). Os efeitos da variação do tempo de condicionamento ácido e da viscosidade da solução de condicionamento ácido na resistência de união e na morfologia do esmalte. Dentisteria Operatória. 19: 146-153.

73. Gwinnett A.J., Matsui A., Buonocore M.G. (1969) citado - Aplicação clínica de adesivos de esmalte por D.H. Retief. Operative Dentistry, Supplement. 5, 1992. 44-49.

74. Hamilton WJ, Judd G, Anell GS (1973) citado - Tooth wear and

sensitivity - clinical advances in restorative dentistry por Martin Addy et al. Publicado por Martin Dunitz. 1 - 17.

75. Hamlin P., Lynch E., Samarawickrama (1990) citado - The effects of acid etching on the pulpodentin complex por David H. Pashley. Operative Dentistry. 1992, 17, 229-242.

76. Hamlin P., Lynch E., Samarawickrama D. (1999) - citado Pulpal considerations of adhesive materials por Harold R. Stanley. Operative Dentistry, Supplement. 5, 1992 151-164.

77. Hanks C.T., Craig R.G., Diehl M.L. (1988) citado - The effects of acid etching on the pulpodentin complex por David H. Pashley. Operative Dentistry. 1992, 17, 229-242.

78. Hanning M., Reinhardt K.J., Bott B. (1994) Primário auto-condicionante Vs ácido fosfórico - um conceito alternativo para a colagem de compósito ao esmalte. Dentisteria Operatória. 24, 172-180.

79. Hensten Pettersen A. (1987) - citado Pulpal considerations of adhesive materials por Harold R. Stanley. Operative Dentistry, Supplement. 5, 1992 151-164.

80. Hosoda H e Fusayama T (1984) citado - Interações de condicionadores na superfície da dentina por D.H. Pashley. Operative Dentistry, Supplement. 5, 1992. 137-150.

81. Hosada H., Hiraswa K e Fujitani M. (1989) citados -Interações de condicionadores na superfície da dentina por D.H. Pashley.

Operative Dentistry, Supplement. 5, 1992. 137-150.

82. Hosada. H. Fujitani. T. Negishi. T e Hirasawa. K (1989) - citado - Efeito de uma série de novos tratamentos de cavidades na resistência de união e na adaptação à parede de resinas compostas adesivas Japaness Journal of Conservative Dentistry 32: 656-665.

83. Hume W.R., Mount G.J. (1988) citado - The effects of acid etching on the pulpodentin complex por David H. Pashley. Operative Dentistry. 1992, 17, 229-242.

84.Ichijo T, Yamashita Y, Terashima T (1993) citado - Tooth wear and sensitivity - clinical advances in restorative dentistry por Martin Addy et al. Publicado por Martin Dunitz. 1 - 17.

85. Ingaki A., Chigara H., Itoh (1989) - citado - interações de superfície de materiais adesivos de dentina por R.L. Erickson. Operative Dentistry, Suplemento 5, 1992, 81-94.

86.Inokoshi. S. Harnirattisai. C. Shimada. Y. Tatsumi. T e Hosoda. H (1989) - citado - Estudo da camada impregnada de resina de várias técnicas de colagem de dentina Jornal da Sociedade Japonesa de Materiais e Dispositivos Dentários 8 Edição Especial 14 95-96.

87.Inoue T., Shimono M. (1992) - citado - The effects of acid etching on the pulpodentin complex por David H. Pashley. Operative Dentistry. 1992, 17, 229-242.

88. Johnson D.C (1990). Inervação dos dentes: aspectos do desenvolvimento. In: Inoki R. Kuda T, Olgart L, eds. Aspectos

dinâmicos da polpa dentária.

13-28. Chapman and Hall: Nova Iorque.

89. Johnson R.H., Christensen G.J., Stigers R.W. (1970) - citado - Pulpal considerations of adhesive materials por Harold R. Stanley. Operative Dentistry, Supplement. 5, 1992 151-164.

90. Johnson A D, Asmussen E e Bowen R L (1989) - citado - Substitutos para a N-fenilglicina na ligação adesiva à dentina Journal of Dental Research 68 1337 - 1344.

91. Kimberly C.L, Byers M.R (1988) citado - Tooth wear and sensitivity - clinical advances in restorative dentistry por Martin Addy et al. Publicado por Martin Dunitz. 1 - 17.

92. Kinney J.H., Balooch M, Haupt D.L. et al (1995). Distribuição mineral e alterações dimensionais na dentina humana durante a desmineralização. Jornal de Investigação Dentária. 74: 1179-84

93. Kiyomura M. (1987) citado - interações de superfície de materiais adesivos de dentina por R.L. Erickson. Operative Dentistry, Suplemento 5, 1992, 81-94.

94. Kodaka T, Nakajima F, Higashi S (1989) citado - Tooth wear and sensitivity - clinical advances in restorative dentistry por Martin Addy et al. Publicado por Martin Dunitz. 1 - 17.

95. Koibuchi H. (2001) citou a ligação à dentina com um primário auto-condicionante. O efeito das camadas de esfregaço. Materiais Dentários. 17, 122-126.

96. Kramer R.H., McLean J.W. (1952) citado - Effects of adhesive resins and various dental cements on the pulp por C.F. Cox. Operative Dentistry, Supplement. 5, 1992, 165-176.

97. Legler L.R., Retief D.H., Bradley E.L. (1989) citado -Interações de condicionadores na superfície da dentina por D.H. Pashley. Operative Dentistry, Supplement. 5, 1992. 137-150.

98. Lsettembrine L., Boylan R., Strassler H. (1997). Uma comparação da atividade antimicrobiana do condicionamento utilizado para uma técnica de condicionamento total. Dentisteria Operatória. 24: 84-88.

99. Macko D.J., Rutberg M., Langeland K. (1978) - citado Pulpal considerations of adhesive materials por Harold R. Stanley. Operative Dentistry, Supplement. 5, 1992 151-164.

100. Marshall GW, Marshall SJ, Kinney JH, Balooch M (1997) citado - Tooth wear and sensitivity - clinical advances in restorative dentistry por Martin Addy et al. Publicado por Martin Dunitz. 1 - 17.

101. Marzouk M.A. Dentisteria operatória - Teoria e prática modernas. Condicionamento ácido do esmalte superficial. 181-183.

102. Matthews B (1996) citado - Tooth wear and sensitivity - clinical advances in restorative dentistry por Martin Addy et al. Publicado por Martin Dunitz. 1 - 17.

103. Meryon S.D. (1988) - citado Pulpal considerations of adhesive materials por Harold R. Stanley. Operative Dentistry, Supplement.

5, 1992 151-164.

104. Miyasaka K., Nakabayashi N (1999) Combinação do condicionador EDTA e do primário autocondicionante de fenil P/ HEMA para colagem à dentina. Dental Materials. 15, 153-157.

105. Mjor IA, Nordahl I (1996) citado - Tooth wear and sensitivity - clinical advances in restorative dentistry por Martin Addy et al. Publicado por Martin Dunitz. 1 - 17.

106. Mjor IA (1985) citado - Tooth wear and sensitivity - clinical advances in restorative dentistry por Martin Addy et al. Publicado por Martin Dunitz. 1 - 17.

107. Mortimer (1970) citou - Kennedy's Pediatric Operative Dentistry. 4th Edition. John Wright and Sons Ltd., 1996; 63-77.

108. Nakabayashi. N. Kojima. K e Masuhara. E (1982) - citado - A promoção da adesão através da infiltração de monómeros em substratos dentários Journal of Biomedical Materials Research 16 265-273.

109. Nakabayashi N. (1985) citado - interações de superfície de materiais adesivos de dentina por R.L. Erickson. Operative Dentistry, Suplemento 5, 1992, 81-94.

110. Nakabayashi N (1989) citado - Surface interactions of dentin adhesive materials por R.L. Erickson. Operative Dentistry, Suplemento 5, 1992, 81-94.

111. Nakabayashi N. (1989) citado -Interações de condicionadores na superfície da dentina por D.H. Pashley. Operative Dentistry, Supplement. 5, 1992. 137-150.

112. Nakabayashi. N (1991) - citado - A camada híbrida como mecanismo de ligação à dentina Journal of Esthetic Dentistry 3(3) 26-31.

113. Newman HN, Poole DFG (1974) citado - Tooth wear and sensitivity - clinical advances in restorative dentistry por Martin Addy et al. Publicado por Martin Dunitz. 1 - 17.

114. Nordenvall K.J., Brannstrom M., Torstenson B. (1979) - citado Pulpal considerations of adhesive materials por Harold R. Stanley. Operative Dentistry, Supplement. 5, 1992 151-164.

1 15.Orams HJ, Zybert JJ, Phakey Pp, Rachinger WA (1976) citado - Tooth wear and sensitivity - clinical advances in restorative dentistry por Martin Addy et al. Publicado por Martin Dunitz. 1 - 17.

1 16.Orchardson R, Collins WJN (1987) citado - Tooth wear and sensitivity - clinical advances in restorative dentistry por Martin Addy et al. Publicado por Martin Dunitz. 1 - 17.

1 17.Osborn JW (1968) citado - Tooth wear and sensitivity - clinical advances in restorative dentistry por Martin Addy et al. Publicado por Martin Dunitz. 1 - 17.

118. Pashley D.H. (1979) - citado Pulpal considerations of adhesive materials por Harold R. Stanley. Operative Dentistry, Supplement.

5, 1992 151-164.

119. Pashley e Michelich (1981) citados - Interações dos condicionadores na superfície da dentina por D.H. Pashley. Operative Dentistry, Supplement. 5, 1992. 137-150.

120. Pashley D.H., Michelich V., Kehl T. (1981) citado - The effects of acid etching on the pulpodentin complex por David H. Pashley. Dentisteria Operatória. 1992, 17, 229-242.

121. Pashley (1983) citado - The effects of acid etching on the pulpodentin complex por David H. Pashley. Medicina Dentária Operatória. 1992, 17, 229-242.

122. Pashley D.H. (1984) citado -Interações dos condicionadores na superfície da dentina por D.H. Pashley. Operative Dentistry, Supplement. 5, 1992. 137-150.

123. Pashley DH (1985) citado - Tooth wear and sensitivity - clinical advances in restorative dentistry por Martin Addy et al. Publicado por Martin Dunitz. 1 - 17.

124. Pashley e Gallowaj (1985) citados - The effects of acid etching on the pulpodentin complex por David H. Pashley. Dentisteria Operatória. 1992, 17, 229-242.

125. Pashley D.H. (1985) - citado Pulpal considerations of adhesive materials por Harold R. Stanley. Operative Dentistry, Supplement. 5, 1992 151-164.

126. Pashley. D H (1985) - cited - Dentin-predentin complex and its permeability: physiologic overview Journal of Dental Research 64 Special issue 613-620.

127. Pashley D.H., Depew D.D. (1986) - citado Pulpal considerations of adhesive materials por Harold R. Stanley. Operative Dentistry, Supplement. 5, 1992 151-164.

128. Pashley D.H. (1988) - citado Pulpal considerations of adhesive materials por Harold R. Stanley. Operative Dentistry, Supplement. 5, 1992 151-164.

129. Pashley D.H., Tao L., Boyd (1988) citado - The effects of acid etching on the pulpodentin complex por David H. Pashley. Operative Dentistry. 1992, 17, 229-242.

130. Pashley DH (1990) citado - Tooth wear and sensitivity - clinical advances in restorative dentistry por Martin Addy et al. Publicado por Martin Dunitz. 1 - 17.

131. Pashley D.H. (1991) citado -Interações dos condicionadores na superfície da dentina por D.H. Pashley. Operative Dentistry, Supplement. 5, 1992. 137-150.

132. Pashley DH, Pashley EL (1991) citado - Tooth wear and sensitivity - clinical advances in restorative dentistry por Martin Addy et al. Publicado por Martin Dunitz. 1 - 17.

133. Pashley E.L., Talman, Horner R. (1991) citado - The effects of acid etching on the pulpodentin complex por David H. Pashley.

Operative Dentistry. 1992, 17, 229-242.

134. Pashley D.H., Michelich V., Kehl (1991) citado - interações de superfície de materiais adesivos de dentina por R.L. Erickson. Operative Dentistry, Suplemento 5, 1992, 81-94.

135. Pashley DH (1996) citado - Tooth wear and sensitivity - clinical advances in restorative dentistry por Martin Addy et al. Publicado por Martin Dunitz. 1 - 17.

136. Pashley DH, Carvalho RM (1997) citado - Tooth wear and sensitivity - clinical advances in restorative dentistry por Martin Addy et al. Publicado por Martin Dunitz. 1 - 17.

137.Poole DFG, Brooks AW (1961) citado - Tooth wear and s ensitivity - clinical advances in restorative dentistry por Martin Addy et al. Publicado por Martin Dunitz. 1 - 17.

138. Power D.R., Folleras T., Mersom S.A. (1982) - citado Pulpal considerations of adhesive materials por Harold R. Stanley. Operative Dentistry, Supplement. 5, 1992 151-164.

139. Powis D.R., Folleras T., Merson S.A. (1982) citado -Interações de condicionadores na superfície da dentina por D.H. Pashley. Operative Dentistry, Supplement. 5, 1992. 137-150.

140. Prati. C., Pashley. D.M. e Montanani G. (1991) citado - Interações de condicionadores na superfície da dentina por D.H. Pashley. Operative Dentistry, Supplement. 5, 1992. 137-150.

141. Retlief D.H., Busscher H.J., Baer P.de (1986) Uma avaliação laboratorial de três soluções de condicionamento ácido. Materiais Dentários. 2, 202-206.

142. Richard Tencate. Textbook of Oral histology, development, structure and function. 4th Edition. Harcocourt Asia PTE Ltd.

143. Ripa (1966) citou - Kennedy's Pediatric Operative Dentistry. 4th Edition. John Wright and Sons Ltd., 1996; 63-77.

144. Robinson C, Weatherll JA, Hallsworth AS (1971) citado - Tooth wear and sensitivity - clinical advances in restorative dentistry por Martin Addy et al. Publicado por Martin Dunitz. 1 - 17.

14 5. Rupp (1981) - citou Pulpal considerations of adhesive materials de Harold R. Stanley. Operative Dentistry, Supplement. 5, 1992 151
1 64.

146.Ruse N.D., Smith D.C. (1991) citado - Theeffectsofacid etching on the pulpodentin complex por David H. Pashley. Operative Dentistry. 1992, 17, 229-242.

147.Sauk J.J., Van Kampen (1989) citou -Interações de condicionadores na superfície da dentina por D.H. Pashley. Operative Dentistry, Supplement. 5, 1992. 137-150.

148.Schulein T.M. (1988) - citado Pulpal considerations of adhesive materials por Harold R. Stanley. Operative Dentistry, Supplement. 5, 1992 151-164.

149. Shahabi S., Walsh L.J (1997) Effect of bonding agents on adhesion of composite resin following CO2 laser etching of dental enamel. J. Clinical Laser Med. Surgery. 14, 169-173. (Resumo dos artigos).

150.Shellis RP (1984) citado - Tooth wear and sensitivity - clinical advances in restorative dentistry por Martin Addy et al. Publicado por Martin Dunitz. 1 - 17.

151.Shellis RP (1994) citado - Tooth wear and sensitivity - clinical advances in restorative dentistry por Martin Addy et al. Publicado por Martin Dunitz. 1 - 17.

152.Shellis RP (1996) citado - Tooth wear and sensitivity - clinical advances in restorative dentistry por Martin Addy et al. Publicado por Martin Dunitz. 1 - 17.

153.Shintani H., Satou N., Satou J (1989) citado - Condicionamento do substrato dentinário por R.L. Bentolotti. Operative Dentistry, Supplement. 5, 1992, 131-138.

154.Silverstone (1970) citado - Kennedy's Pediatric Operative Dentistry.
4th Edition. John Wright and Sons Ltd., 1996; 63-77.

155. Silverstone (1974) citou - Kennedy's Pediatric Operative Dentistry. 4th Edition. John Wright and Sons Ltd., 1996; 63-77.

156.Silverstone L.M (1974) citado - Aplicação clínica de adesivos de esmalte por D.H. Retief. Operative Dentistry, Supplement. 5, 1992.

44-49.

157. Silverstone L.M., Saxton C.A., Dolon I.L. (1975) citado - Aplicação clínica de adesivos de esmalte por D.H. Retief. Operative Dentistry, Supplement. 5, 1992. 44-49.

158.Silverstone LM (1982) citado - Tooth wear and sensitivity - clinical advances in restorative dentistry por Martin Addy et al. Publicado por Martin Dunitz. 1 - 17.

159.Sowen. RL. Eichmiller. F C.Marjenhoff, W A e Rupp. N W (1989) - citado - Colagem adesiva de compósitos Journal of the American College of Dentists 56(2) 10-13.

160.Stagel I., Ostro E., Cesare S. (1987) citado -Interações dos condicionadores na superfície da dentina por D.H. Pashley. Operative Dentistry, Supplement. 5, 1992. 137-150.

161. Stanley. H R. Going. R E e Chauncey. H H (1975) - citado - Resposta da polpa humana ao pré-tratamento ácido da dentina e à restauração com compósito Journal of American Dental Association 91 817-825.

162.Stanley H.R., Bowen R.L., Cobb E.N. (1988) - citado Pulpal considerations of adhesive materials por Harold R. Stanley. Operative Dentistry, Supplement. 5, 1992 151-164.

163. Stanley H.R. (1989) - citado Pulpal considerations of adhesive materials por Harold R. Stanley. Operative Dentistry, Supplement. 5, 1992 151-164.

164. Stanley H.R. (1990) - citado Pulpal considerations of adhesive materials por Harold R. Stanley. Operative Dentistry, Supplement. 5, 1992 151-164.

165. Sturdevant C.M. Theodore M. Robertson, Herald O., Heyman. A arte e a ciência da medicina dentária. Dental addition. 241-248.

1 66.Suizaki J. (1991) citado - Condicionamento do substrato dentinário por R.L. Bentolotti. Operative Dentistry, Supplement. 5, 1992, 131-138.

1 67.Sundstrom B, Zelander T (1968) citado - Tooth wear and sensitivity - clinical advances in restorative dentistry por Martin Addy et al. Publicado por Martin Dunitz. 1 - 17.

1 68.Surmont. P. Mareels. S e Moors. M (1989) - citado - Uma avaliação da resistência óssea por microscopia eletrónica e tansies da aplicação do Gloms Dentin Bond, em função do pré-tratamento dentinário Dental Materials 5 224-229.

169. Takahashi M., Suzuki K., Naka (1991) citado - The effects of acid etching on the pulpodentin complex por David H. Pashley. Operative Dentistry. 1992, 17, 229-242.

170. Takahashi M., Suzuki K., Hosada H. (1999) citado - The effects of acid etching on the pulpodentin complex por David H. Pashley. Operative Dentistry. 1992, 17, 229-242.

171. Tao e Pashley (1989) citaram -Interações de condicionadores na superfície da dentina por D.H. Pashley. Operative Dentistry,

Supplement. 5, 1992. 137-150.

172. Tao L., Tagami I. e Pashley D.H (1991) citaram -Interações de condicionadores na superfície da dentina por D.H. Pashley. Operative Dentistry, Supplement. 5, 1992. 137-150.

173. Tatsumi K (1989). Reminaração fisiológica da dentina de macaco artificialmente descalcificada sob restauração adesiva de resina composta. Kokubyo Gakkai Kaishi. 56: 47-74.

174. Tatsumi e outros (1992). Remineralização de dentina condicionada. Journal of Prosthetic Dentistry. 67: 617-620.

175. Tobias R.S. (1988) - citado Pulpal considerations of adhesive materials por Harold R. Stanley. Operative Dentistry, Supplement. 5, 1992 151-164.

176. Torneck CD (1994) citado - Tooth wear and sensitivity - clinical advances in restorative dentistry por Martin Addy et al. Publicado por Martin Dunitz. 1 - 17.

177. Van de Voorde A., Gerdts G.J., Muexision D.F. (1988) - citado Pulpal considerations of adhesive materials por Harold R. Stanley. Operative Dentistry, Supplement. 5, 1992 151-164.

178. Van Meerbeek B., Inokoshi (1992) citado - The effects of acid etching on the pulpodentin complex por David H. Pashley. Dentisteria Operatória. 1992, 17, 229-242.

179. Vimal K. Sikri. Livro de texto de Dentisteria Operativa. CBS

Publishers and Distributors. 2002, 1st Edition, 347-373.

180. Vojinomic O., Nyborg H., Brannstrom M. (1973) - citado Pulpal considerations of adhesive materials por Harold R. Stanley. Operative Dentistry, Supplement. 5, 1992 151-164.

181. Vongsavan N (1994) citado - Tooth wear and sensitivity - clinical advances in restorative dentistry por Martin Addy et al. Publicado por Martin Dunitz. 1 - 17.

182. White J.M., Goodis H.E., Cohen J. (1991) citado - Condicionamento do substrato dentinário por R.L. Bentolotti. Dentisteria Operatória, Suplemento. 5, 1992, 131-138.

183. White J.M., Goodis H.E., Rose C.M. (1990) citado - Condicionamento do substrato dentinário por R.L. Bentolotti. Operative Dentistry, Supplement. 5, 1992, 131-138.

184. White and Others (1992) citado - Effects of adhesive resins and various dental cements on the pulp por C.F. Cox. Operative Dentistry, Supplement. 5, 1992, 165-176.

185. Wilson A.D., Mclean J.W. (1988) citado -Interações dos condicionadores na superfície da dentina por D.H. Pashley. Operative Dentistry, Supplement. 5, 1992. 137-150.

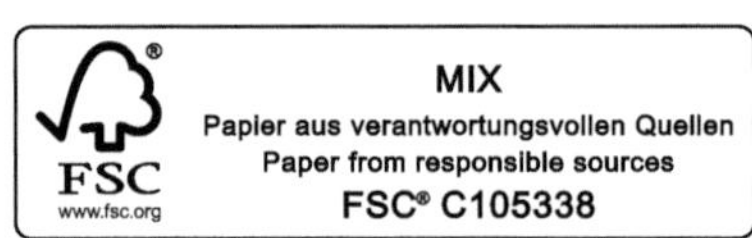

Printed by Books on Demand GmbH, Norderstedt / Germany